老化の謎に挑む科学

BORROWED TIME
The Science of How
and Why We Age

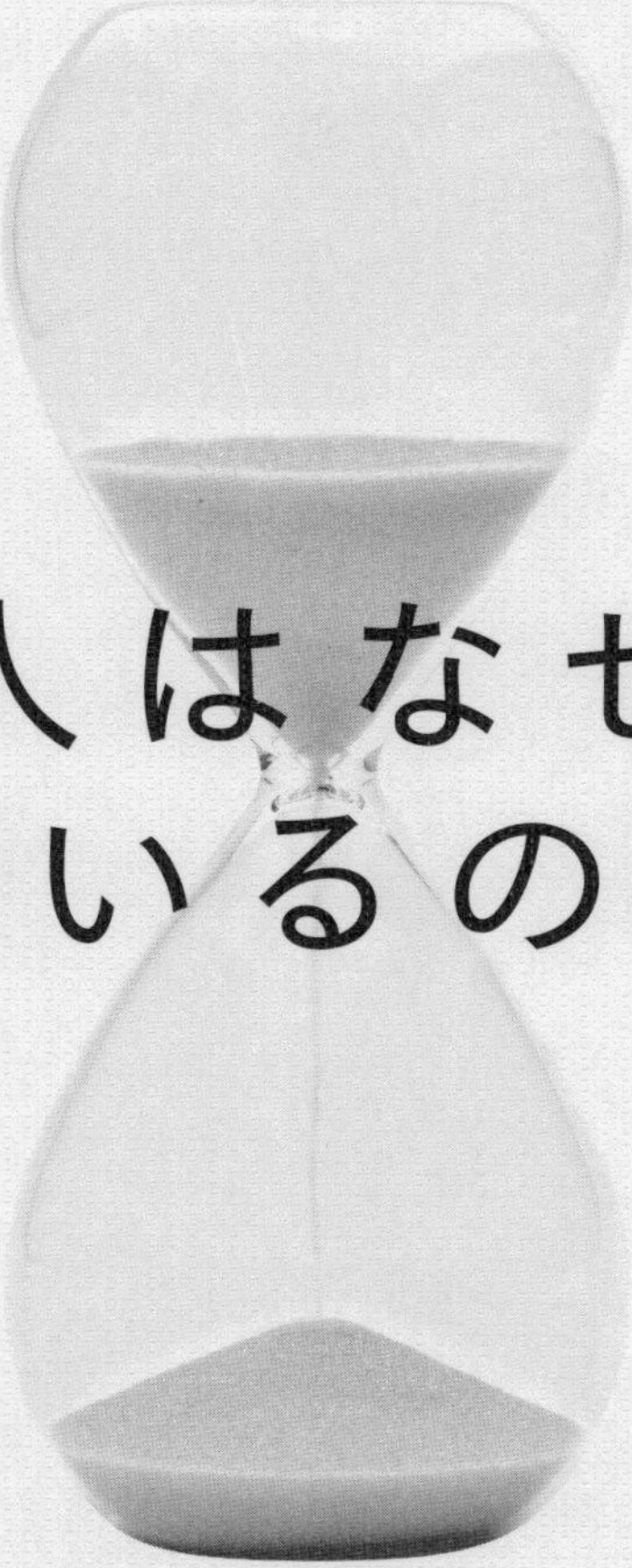

人はなぜ
老いるのか

著 スー・アームストロング

監訳 簗瀬澄乃・石井直明・杉森裕樹

大修館書店

BORROWED TIME:
The Science of How and Why We Age
by Sue Armstrong

本文中の〔　〕は訳者注を示す。

Taishukan Publishing Co., Ltd, 2023

私たちは皆、人生の大半を（神から）与えられた時間で生きている。
継母である自然が意図しなかった時間である。

ブライアン・アプリアード

この旅を共にした姉妹のジェーンとジュリー、そして途中から参加した
フレッドのために捧げる。

目　次

序文

グリーンランドシャーク〔ニシオンデンザメと呼ばれる最古のサメの一種〕は400年以上生きるというが、最後まで体力と繁殖力を維持するそうだ。また、地中海や日本近海を泳ぐクラゲの一種の個体は、幼生に戻り何度も成体へと再生することができる。つまり、生物学的に不死身なのである。私たちが生物学の最初の授業で、数滴の池の水を顕微鏡で観察した時に見たヒドラも同様である。ヒドラの体はすべて不死の幹細胞でできており、切り落とされた一部からまったく新しいヒドラを再生することができる。このクラゲやヒドラのような生物は、永遠の若さと活力をもち、老衰で死ぬことはないようだ。

生物、特に私たちがどのように、そしてなぜ年をとるのかという疑問は、何世紀にもわたって科学者を悩ませてきたが、いまだに意見の一致をみることはない。例えば、「使い捨ての体（disposable soma）」説の組み込まれた陳腐化（自然は、生殖年齢を過ぎた私たちにあまり用がなく、また私たちを永久に維持するのに十分な補修やメンテナンスに投資をしてこなかったという説）から、車のさびやキャンバス地のテントの風化のように、老化は消耗の一種という擦り切れ説、テロメアの短縮は分裂している細胞の寿命を計る時計のようなものであるという説、そして老化や死は遺伝的にプログラムされコントロールされているという説まで、無数の競合する理論がある。老化は病気であり治療することができると考える、尊敬すべき科学者も増えてきている。中には、老化を「治療」することで、私たちも永遠に生きられる可能性があるとまで言う人もいる。

この最後に挙げた考え方、つまり「不滅の生命」の探究は、あまりに苛立たしいほどナルシスト的だったので、私はこの本の冒頭で執筆を断念しようかと思ったほどだ。しかし、この大きな疑問が生じた時、私はすでに米国のカリフォルニア行き（他にも？）の飛行機を予約し、多くの科学者に会う計画を立てていたので、とにかく行って旅を楽しみ、老化研究（ジェロントロジー：老年学とも呼ばれる）の第一人者と話をした後で決断することにした。最初にインタビューした1人は、ヒトの寿命を150年、500年、1000年、それ以上にのばせるかどうかの瀬戸際にいると主張している研究者についてどう思うかと尋ねた際、「何をたわ言を言っているのかと問いたいね」と答えた。別の会議に向かった彼は、インタビューの最後に「そんな永遠の地にたどり着いたら、葉書を送ってくれ！」と言い放った。

このように大笑いしたことで、私は自分のプロジェクトに対する信頼を取り戻し、喜んで取材を続けることにした。取材の過程で、私は魅力的な人々に出会い、白熱した議論を展開し、自分自身の偏見と向き合うことも余儀なくされた。私は、多くの人がそうであるように、老化は避けられないプロセスであり、歓迎はしないまでも、受け入れ、耐えるべきものだと考えてきたからだ。しかし、関節のこわばり、脆くなった骨、活力の衰え、心不全、癌、脳卒中、認知症、聴力や視力の衰えなど、さまざまな症状の最大にして唯一の危険因子が老化であることは事実なのである。

この反論の余地のない事実が、私たちの体がなぜ、そしてどのように衰える（退化する）のか、そのプロセスに介入することができるのか、その詳細を明らかにする探究を非常に価値のある取り組みにしているのである。世界人口の高齢化は、気候変動と並ぶ21世紀最大の課題である。高齢化は、経済活動やすべての人々のニーズに応える商品やサービスの提供、労働生活、政治、世代間関係、家族生活の移り変わりなど、社会のあらゆる側面に影響を及ぼす。

人類が過去の世代の主要な死因であった感染症や寄生虫疾患との戦いに徐々に勝利するにつれ、世界人口全体の出生時平均余命〔平均寿命〕は、もちろん国によって大きな違いはあるが、１９５５年のわずか48歳から、現在〔２０１9年当時〕では71歳以上へとのびている。しかし、最も重要なことは、人口構造が変化していることである。今や、世界の65歳以上の人口が、人類史上初めて5歳以下の人口を上回り、２０５０年には年少人口のほぼ2倍になると予測されている。人口のうち最も急速に増加するのは超高齢世代であり、２００５年から２０３０年の間に、85歳以上の高齢者の割合は１５０％以上増加すると予測されている。一方、65歳以上の高齢者の増加率は１０４％、それ以下の年齢の増加率はわずか25％にとどまるという。今世紀半ばには、１００歳以上の人口は２０１０年の約10倍になると予想されている。

このような高齢になった時、私たちはどのような生活を送ることになるのだろうか。どんなにポジティブで思慮深い性格の人でも、多くの人にとって老年期は厄介で、残忍で、長いという現実を無視することはできない。今日、英国に住む5歳の女の子は、80歳を少し超えるまで生きると予想されている。しかし、その最後の19年か20年間は不健康に悩まされる可能性が高い。同じ時期に生まれた男の子の場合、平均余命は80歳弱であるが、「健康寿命」は63歳である。

米国の腫瘍学者エゼキエル・エマニュエルは、彼が２０１４年に書いた、75歳で死ぬことを希望する理由を説明した衝撃的なエッセイの中で、これまでの研究結果を検証し「過去50年間、医療は老化のプロセスを遅らせたのではなく、死ぬプロセスを遅らせたのだ」という南カリフォルニア大学の老年学者アイリーン・クリミンズに同調している。

私は、60代後半になった今でも人生を謳歌しているが、朝ベッドから出る時、あるいは何時間も運転した後に車から降りる時、関節のきしみに老化の不可避性を思い知らされる。硬くなった手足をのばしながら、ああ、自転車のギアをスムーズに動かすためのオイルを私にもひと吹きしてくれないかなぁと思う。私は母を、もし私が突然の大病に倒れたりしない限りは、この先自分の身に何が起こるかを知るためのモデルとして見ている。健康で前向き、活動的で、90代前半まで元気だった母が、90歳から100歳までの間に視力や聴力、最愛の人生のパートナーや友人の多くを失い、ついには心まで失っていくのを、私は見てきた。そして、晩年の彼女に（時折、私の姉妹2人と一緒に）寄り添いながら、元来生き生きとした精神の彼女が、廃墟の中に1人取り残されて逃げ場を失った人のように、時々苦悶の表情を見せていたのを、私は忘れることができない。「もう十分。なぜ、私は生き続けなければならないの？」と母は意識がしっかりしている時に、悲しげに問いかけた。歳月が流れ、老いが進むにつれて、私たちに向けたこの問いかけは、ますます切実なものとなっていった。

しかし、もし老年期の疾患の根底に、何らかの共通のメカニズムがあるとしたらどうだろうか。そのメカニズムに手を加えることで、このような不自由な状態を予防したり、遅らせたりして、老年期の終わりまで健康で活動的で自立した生活を送ることができるとしたら？これこそ、老年学の真価（本質）である。しかし、このメッセージは「不老不死主義者」や「トランスヒューマン主義者」（その中には、本当に優れた科学者も含まれている）のような、奇妙な主張によってかき消され、極度の長寿の達成や死そのものをごまかすことにもつながっている。メディアはこうした空想に流され、老年学、あるいは最新の名称なら老化科学（Geroscience）に関する公的な議論は滞りがちである。加齢性疾患の根源を探り、介入するという非常に現実的な進歩は、危機が誰の目にも明らかであるにもかかわらず、無視され続けている。英国の国民保健サービス（National Health Service：ＮＨＳ）は崩壊し、高齢者ケアの費用を誰が、どのように負担すべきかという議論が紛糾している。

２０１７年６月にニューヨークで開催された老化に関する学会で、英国にあるブライトン大学生物老年学の教授リチャード・ファラガーは、彼の背後にあるスクリーンにスライドを投影した。「これは視力検査ではありません」と言いながら、左から右へ次第に減少していく５つの棒グラフを示した。そして、「一番高いのは７１５０億ポンド〔日本円にして約１２２兆円〕で英国の国家予算、その次が１０６０億ポンド〔約18兆円〕でＮＨＳ予算、その次は４２０億ポンド〔約７兆円〕で65歳以上の高齢者への支出、さらにその次は１００億ポンド〔約１兆７０００億円〕で科学予算を示している」と説明した。最後の棒グラフは、ピリオド（句点）くらいの大きさだったので、誰も見ることができなかった。「これは老化の基礎生物学の研究予算で、２億ポンド〔約３億円〕。大変腹立たしいことです」と彼は言った。言い換えれば、ＮＨＳ予算の半分近くを消費する疾患の共通の原因である老化の研究には、ほとんど予算があてられていないのである。

とはいえ、本書は、高齢化に関する政治的な問題や老化科学に関する突飛な問題に取り組むものではない。「私たちは１５０年、５００年、１０００年あるいはそれ以上生きられるのか、また生きたいと思うのか？」というような疑問を扱っている書籍は、すでに多くの良書がある。そこで私は、（体の）内側に目を向けることにする。それは、私がこれまでに、縮んでレースのようになった老化した脳を顕微鏡下で観察したり、老化した免疫細胞が衛星ナビゲーション（GPS）を失って、酔っぱらったようにジグザグに傷害部位に向かって走るのを拡大して見せてもらったり、ギュンター・フォン・ハーゲンスの「身体の世界」展で展示棚に置かれた、着古した下着のゴムのような血管を見てきたからである。これらは、私たちの体の奥深くにある老化の象徴であり、興味を引きつけられる。しかし、このような影響を生み出すメカニズムは一体何なのだろうか？　私はフォン・ハーゲンスからヒントを得て、（比喩的に表現すれば）皮を剥いで腱や筋肉、骨、臓器を分離し、なぜ、どのように私たちの皮膚にシワが生じ、髪は白髪になり、傷の癒えるのが子どもの頃よりずっと長くかかり、なぜサイクリングやハイキングのグループではどんどん遅れをとり、なぜ会話の大事な瞬間に言葉が出なくなるのか、という問いの答えを探してみることにする。

科学者たちは、人間の知識の総和を増やすこと以外に目的がないのであれば、私たちを取り巻く世界や私たち自身について探究したいという強い好奇心に、常に突き動かされていることだろう。しかし、多くの老化科学者にとっては、もっと切実な目的意識がある。1970年代初頭からこの分野に携わってきたトム・カークウッドは、「老化は、地球上で最も大きな社会変化の1つの土台であり、根本的に重要なプロセスである」と話す。彼やこの分野の専門家たちは、自分たちの研究が、社会を介護の莫大なコストから救い、私たち個人を老年期の恐ろしさと長引く屈辱から救う鍵になると信じて疑わない。

「私は、毎日川で溺れている人を救助しているような気分です」と、英国の国民保健サービスで患者ケアの最前線にいる1人の医師は嘆いた。「できるだけ多くの人を助けるのですが、患者はどんどんやってきます。もううんざりです。いつかは、外に出て、上流に行って、彼らを川に落とし続けている奴を止めたいのです」。要するに、それが老化科学の目指すところでもあり、本書の内容でもある。しかしながら、本書ですべてを扱うには、この領域は広大過ぎる。本書の各章はそれだけで1冊の本になり得るものであり、私がここでできるのは、より健康な老後という非常に現実的な見通しに対する多くの好奇心を刺激するような、最も興味深く重要なテーマについて、幅広な筆致で描くことだけである。すでに世界中の研究室では、機能不全に陥った組織が若返ったり、多様な生物の寿命が劇的に延長されたりしている。生物学は、避けようのない老化のプロセスを遅らせたり、改善したりするために、私たちにできることがたくさんあるということを明確に教えてくれている。

第1章

老化とは何か？

生物学は、決してとどまることはない。私たちの体は、体内や外界からの信号に応じて絶えず変化している。「受胎から始まるこの絶え間ない変化の結果、老化という死の種が、生命を授かったその日に、私たち1人ひとりの中に植え付けられるのだ」と生物学者リチャード・ウォーカーは言う。ウォーカーは、その著書『*Why We Age: Insight into the Cause of Growing Old*』で、1950〜60年代の米国で、若者の理想や自由、楽しさを追求する熱狂的なヒッピーとして育ったと述べている。しかし、他の多くの仲間とは異なり、彼は老いに対する深い恐れや憤りさえ抱いていた。「若さの最大の驚異の1つは、自分が達成できると考えることに対して、本当に限界がないことです」と彼は書いている。「だから、ある晩、1965年製のMGモデルTFというクラシックカーに乗り込んで幌を下ろし、体も心も若々しく輝いているような頃、私は老いを癒す方法を見つけようと決心したのです」

しかし、当時から現在にも至る疑問は、私たちの体の絶え間ない変化が、一体どの段階で組織や臓器を成熟させて最適な機能へと導き、生物を環境との調和に導くという建設的な働きを止め、代わりに破壊的な働きを開始するのだろうかということである。言い換えれば、老化とは何なのか?

「老化とは、有害な変化の普遍的、進行的、本質的な蓄積です」とある老年学者は言う。さらに、「老化とは、私たちの体の健康維持システムが徐々に破綻していくことです。老化は病気の一種であり、あるいは病気のスーパー(超)症候群とでもいうべきものです」とも話す。「時間の経過によるダメージが、老化の真の姿だと思います。体の内側から死んでいくのです」

老化がいつ始まり、どのように起こり、そしてなぜ起こるのかについて、コンセンサスや明確な定義がないまま老化のプロセスを研究する科学者たちは、まるで霧の中で動く標的をねらい、目の前で繰り広げられるゲームのルールを探ろうとしている。したがって、老化による傷害に対処するために、癌や心不全、認知症など明らかに疑いの余地なく病的と言える個々の疾患に照準を合わせてきたことは驚くにはあたらない。これらの疾患は症状に過ぎず、老化そのものが問題であり最終的な解決策であること、そして老化は早死にしなければ誰にでも起こる自然の摂理であり、それだけで健康だとか難病だとは言えないということを理解できる人は、医学教育を受けた人はもとより、一般社会でもほとんどいない。

紀元前4世紀におけるギリシャの哲学者であり科学者でもあったアリストテレスは、老化とは内臓が徐々に冷えていくこと、つまり内なる炎が消えていくことだと考えていた。また、古代中国では、腎臓に蓄えられているすべての身体機能を維持するような生命力の素のバランスが崩れたり失われたりした結果、老化が起こると考えられていた。この考え方は、今日でも伝統的な中国医学の根底にあって、鍼治療、特別な食物や生薬の調合によって体の陰と陽のバランス、つまり受動的生命力と能動的生命力を回復し、健康や若さを維持すると考えられている。また、ヨガや瞑想、アロマオイルを使ったマッサージ、薬草の服用など、現在行われているさまざまな健康法は、インドに古くから伝わる「時の流れに逆らわない」という考え方がルーツになっている。

19世紀末、ドイツの生物学者アウグスト・ヴァイスマンという、当時最も重要な進化論者の1人と考えられていた人物が、最初の老化学説を提唱した。かいつまんで言えば、ヴァイスマンは、当時の生物学の考え方では、生物は日常生活で受ける衝撃や傷害に永久に耐えることはできないとし、それに対して自然の提供した解決策は使い古した体を損傷のない新しい体と交換することであると唱えたのである。そして、形質の継承は「不滅の」生殖細胞（精子と卵子）で行われ、体細胞と呼ばれる体の細胞は生命損傷の矢面に立つので自然と限られた寿命となり、すなわち一度体が成熟して生殖を行うと衰えが始まると考えたのである。

ヴァイスマンはもともと、老化と死はプログラムされていると考えていた。すなわち、進化の力によって、傷ついた個体がその生命という贈り物を次世代に受け継ぐという本来の目的を果たすと、次の世代と空間や資源の奪い合いを防ぐために、その傷ついた個体を取り除くために死というメカニズムが選択されると考えた。「使い古された個体は、その生物種にとって価値がないばかりか、健全な個体の座を奪うので有害でさえある」と彼は1889年に書いている。このような意図的にプログラムされた死という学説は、永遠に彼の名とともに残るだろうが、実際には、ヴァイスマンは彼自身が年をとるにつれて疑問をもち始めた。老齢の個体は、当初思っていたような厄介者ではなく、種に与える影響は中立的であることがわかった。そこで彼は、老化や死は、結局のところプログラムされたものではなく、使い古された体が徐々にそれぞれのペースで力尽きた結果なのかもしれないと考えを修正した。

進化論的な考え方はこの分野の黎明期を支配し、今日もなお、老化科学(Geroscience)で行われていることの多くの枠組みを提供している。1952年、英国の生物学者ピーター・メダワー(免疫系と移植拒絶反応の研究で1960年にノーベル賞を受賞)が、なぜ人間は年をとると健康状態が悪化するのかという学説を論文にまとめている。進化は、卵子や精子細胞のDNAにランダムな変異が生じることで起こる。長い時間をかけて、その生殖能力を高めるような有益な突然変異は私たちの種に残り、一方で成熟する前に死んだり、多くの子孫を残すにはあまりにも早く死んだりする可能性が高くなるような、私たちの種の存続を危うくするような突然変異は絶滅していくという。

しかしながら、遺伝子は生涯の同じ時期にすべて発現するわけではない。メダワーは、人生の後半になるまでその悪影響があらわれないような突然変異が発生している可能性があると考えた。遺伝子の突然変異の発現が人生の後半になればなるほど、それを排除する自然淘汰の力は弱まる。この理由から、メダワーは生殖後の期間を「遺伝子のゴミ箱」と呼んだ。この遺伝子のゴミ箱に蓄積された、有害で遅効性（late-acting）の突然変異が老化の原因であるとメダワーは示唆した。ハンチントン病や家族性アルツハイマー病は、このような有害なゴミ箱の遺伝子の代表例であり、いずれも典型的に晩年に発症する脳の致命的な変性を引き起こす。

メダワーの論文からわずか5年後の1957年、米国の進化生物学者ジョージ・ウィリアムズは、これと同じ学説をより深く、より洗練させた説を発表した。1つの遺伝子が発現する場所や時期によって、体内で多様な影響を及ぼすことがある、これがプライオトロピー（多面発現性）として知られる現象である。この遺伝子の多面的特性は、私たちのような複雑な生物がたった約2万個の遺伝子によって生み出されることを説明するのに役立つ。この遺伝子数は、生物学の研究室でモデル生物として人気のある微小な線虫ケノラブディティス・エレガンス（*C. elegans*）と比べて大して多くはない〔線虫 *C. elegans* の遺伝子数が約1万9000個であるのに対し、ヒトの遺伝子数は約2万個と言われる」。

ウィリアムズは、人生の初期に有益な効果をもたらす遺伝子突然変異が、晩年には有害な影響をもたらすかもしれないと示唆し、これを「拮抗的多面発現（antagonistic pleiotropy）」と名付けた。この生物学の専門用語は老年学研究のあらゆる場面で登場し、避けることのできない現象である。メダワーの「突然変異の蓄積」説のように、突然変異の有害な影響は、生殖を損なわないために自然淘汰の力が及ばない。あるいは、ウィリアムズ自身が言うように、「自然選択はしばしば若い時の活力を最大にするために以降の活力を犠牲にするので、それによって生殖期以降の活力の低下（老化）を生み出す」。当然のことながら、これをもっと簡略化して「後払い老化説」と呼ぶ人もいる。

ウィリアムズは、彼の考えを2つの具体的な例で説明した。1つは、血中を循環しているカルシウムに関する内容である。若いうちはカルシウムを自由に摂取し、骨格を作ったり作り変えたり、骨折してもすぐに修復し、不自由で脆弱な体にならないようにする必要がある。これは狩猟採集民族であった私たちの祖先にとって、生存に不可欠なものであっただろう。しかしながら、65〜70歳になると（近代以前にはほとんどなかったことである）、血中のカルシウムが血管系に沈着し始め、老年期の典型的な症状である動脈硬化が起こる。しかし、それは進化には影響しない。その頃にはすでに子どもを産み、種のために少しは尽くしているからだ。

もう1つの例としてウィリアムズは、男性ホルモンであるテストステロンの特徴について挙げている。このホルモンは、前立腺の成長を促進する。前立腺とはペニスの根元にある分泌腺で、精子を保護し栄養を与える液体成分を供給している。このホルモンの過剰分泌を促すような遺伝子変異体は前立腺の過剰な成長に働き、若い男性では、性欲と生殖の成功を促進し、自然淘汰において優位に立つことができるかもしれない。しかし、高齢男性では、膀胱とそこから出る管〔尿道〕を圧迫するため排尿が困難になったり、分裂を続ける細胞にエラーが蓄積して前立腺癌になったりすることが多い。

血液疾患の医学的研究に従事していた数学者のトム・カークウッドは、20年後の1970年代後半当時、培養皿で見られる細胞分裂の謎の1つ、つまり細胞がある期間を過ぎると必ず老化して死んでしまうことについて考えていた。彼は、ある世代の細胞から次世代の細胞へ、DNAコピーのエラーがどのように蓄積されるかをモデル化する手助けを求めていた分子生物学者のロビン・ホリデイに偶然出会ったことがきっかけで、興味をもつようになった。これが、私たちの老化の鍵になるのではないか？　老化は、彼の普段注目している血液からはかけ離れていたが、カークウッドはその魅力に取り憑かれ続けた。カークウッドは、暇を見つけてはこの分野の本を読み漁り、アウグスト・ヴァイスマンの考えにたどり着いた。さらに考えを固め、ヴァイスマンが提唱した不死の生殖細胞である精子と卵子、そして死すべき体細胞との違いに基づいた老化学説を発展させた。1977年、彼は英国のネイチャー誌に「老化の使い捨て体細胞説」を発表した。
一言で言えば、危険と隣り合わせの自然界に生きる生物にとって、最優先事項、つまり生物学的命題は、繁殖して子孫を自立させるために育てるのに十分な期間生き残るということである。絶え間なく続く細胞分裂を間違いなく行うための維持管理には、エネルギーが必要となる。資源が限られていたり競争の激しい環境では、次世代を無事に送り出すまでの間だけ必要とされる体細胞（肉体）の維持よりも、生命を受け継ぐ生殖細胞の維持に最も重点を置く方が合理的である。

要するに、細胞を不死化することは、生物学的に非常にコストがかかるということである。そして、個体にとってはこの上なく公平な世界で、遅かれ早かれ事故や病気や捕食される可能性が高いのに、なぜ生物の個体全体にさらにエネルギーを使う必要があるのだろうか？自然淘汰は、個体ではなく種の存続にのみ関与する。このように、生殖細胞（生命のるつぼ）だけが不滅であり、私たちの体は「使い捨て」なのだとカークウッドは言う。メンテナンスシステムへの投資を欠いた結果、私たちの体は徐々に老化するのである。

私がトム・カークウッドに初めて会ったのは、１９９０年代にＢＢＣラジオで老化に関するドキュメンタリー番組を制作していた時である。そこで、2017年2月の爽やかな朝、私はエディンバラの自宅から電車でニューカッスルにある彼のオフィスに向かい、使い捨ての体説について、彼がどのように思いついたのか、さらに時間の試練に耐えているのか詳しく聞くことができた。

カークウッドは、細いメタルフレームの眼鏡の奥から動じずにじっと見つめ、ゆっくりと思索にふけりながら話す物静かな男性である。彼は南アフリカ共和国出身で、祖父はヨハネスブルグ東部の金鉱で低賃金で働く労働者、父は14歳で学校を辞めて自営業を営んでいた。カークウッドの両親は、第二次世界大戦中に、アフリカのローデシア地方で育った母親が、エジプトの戦地からマラリアに罹患した父親が送られたナイロビの軍病院に、看護師として志願したことがきっかけで知り合った。戦時中の体験に大きな影響を受けたカークウッドの父は、故郷の南アフリカで人種関係の問題に深く関わるようになり、1947年に政権をとった国民政府が翌年導入した**アパルトヘイト**と呼ばれる人種隔離政策への抵抗運動に参加するようになる。1955年に彼は家族と英国に渡り、オックスフォード大学の人種関係学の初代教授に任命された。

「50年代のオックスフォードは、とてもいいところでした」とカークウッドは言う。「ビクトリア時代の今にも倒れそうな大きな牧師館を改造したカレッジハウスがあったんです。6人の子どもがいる家庭で、いつもオープンでした。父の友人や同僚が世界各地から訪ねてきましたが、父はアフリカ研究が専門でしたから、アフリカからたくさんの人がやってきました。後に、新しく独立した旧英連邦の首脳となった人たちです。だから、オープンで、議論やアイデアに満ちあふれていた家庭でした」

カークウッドは、ケンブリッジ大学で数学の学位を取得したのだが、常に生物学に興味を抱いていた。その興味は、幼少期にアフリカ南部の広大な野生の地で長い間過ごしたことで育まれた。その後、老化が1つのトピックとして彼を捉えたことは驚くに値しない。数学的アプローチと生物学的アプローチは、老化の深い謎を解き明かすのにお互いに相補的な学問分野であるからだ。「それまでの2、3年、ロビン・ホリデイと一緒にやっていた研究の意味が突然理解できたことを鮮明に思い出します」と彼は思い出し笑いをしながら言った。「1977年2月の寒い冬の夜、風呂に横になってこのことについて考えていた時、突然『そうか！　この仕事は、エラー抑制に十分なエネルギーを投入すればエラーの伝播を回避できることを示したものだ』と気づいたのです」

カークウッドは、卵細胞と体細胞の違いに関するアウグスト・ヴァイスマンの考えにも思いを巡らせていた。その2月の夜、風呂に入りながら彼は突然、この2つの考え方がいかに合致しているかに気がついた。「生殖細胞で、優れたエラー抑制に投資することには価値があります。実際、生殖細胞ではそれをしなければならないでしょう……もし生殖細胞でそうするように進化していなかったら、私たちは今日ここにいないでしょう。しかし、体の他の細胞にとっては、おそらくこれはあまりにも代償が大きいのです。野生動物の大部分は若くして死にます。老化そのものが問題になるような年齢まで生きられる動物はほとんどいません。だから、必要なのは「(生殖まで) 体をきちんと保つのに十分なメンテナンスだけなのです」と彼は説明した。

これが、「使い捨ての体説」の発想のもととなった。興奮したカークウッドは、風呂から上がると、翌日のスウェーデンへの出張中に忘れないようにと、アイデアを紙に書き留めた。そして、帰ってきてからこのアイデアを科学論文としてまとめ、新しい学説を提案した。「私は科学の世界に入ったばかりで、従来の科学的訓練を受けていません。だから、私が気が狂ったようだとか、あるいはそんなことはとっくに終わっているよ!と言ってはばからないような重鎮たちの前で、この論文を発表したかったのです」と彼は説明した。カークウッドは、ロビン・ホリデイ、生命の起源に関する学説で知られる英国の化学者レスリー・オーゲル、そして彼自身が「偉大な進化生物学者」とみなし、すでに交流のあったジョン・メイナード・スミスにも、このアイデアを持ちかけた。

「皆、このアイデアをとても気に入ってくれて、1977年に出版されたのですが、その時の反応がとても面白かったんです」と彼は言った。「その数年後、私は米国で開かれた老化に関する国際会議に初めて出席しました。バーで少し酔った米国人の老年学者が、私の胸を突っついて、『トム、君のネイチャー誌の論文、数か月前に私のジャーナルクラブ*で学生と抄読会をやったけど、ここ何年にもないくらい笑ったよ！』と言ったのです。だから、このアイデアはすぐには受け入れられなかったのです……」

カークウッドの理論には、明らかな疑問がある。もし老化や死が計画的陳腐化の結果、つまり、次世代を生み出すための機会を確保するのに十分な体細胞だけにメンテナンスの投資をするという戦略だとしたら、長命の種は短命の種よりも体のメンテナンスに投資しているのだろうか？　１９７７年当時、このような疑問を検証することはできなかった。しかし、科学技術は驚くべき速さで進歩し、現在では、研究者は単一細胞の中で起きていることをリアルタイムで観察することができるようになった。１９９９年、カークウッドの博士課程の学生の１人、パンカジ・カパヒ（この後の章でも登場）は、博士論文のために使い捨ての体説を検証することにした。彼は、８種類の寿命の異なる哺乳類から皮膚サンプルを採取し、その細胞を培養皿で培養して、細胞によくない成分を与えてみた。長命の種の細胞は、短命の種よりもその成分をうまく処理できることが予想され、カパヒはまさにそれを見出したのである。

「学説は見事に裏付けられました」とカークウッドは微笑む。「カパヒの研究は、その後この学説をさまざまな方法で検証する一連の研究の基準となりました。そして、よりよいメンテナンスと修理に投資することによって効果的に長寿が得られるという基本的な性質があることが、何度も確認されたのです」

２００４年、胚性幹細胞の研究をしていた科学者たちは、使い捨ての体説をさらに裏付ける、非常に興味深い発見をした。胚性幹細胞は、体内で必要とされるあらゆる種類の特殊な細胞になるようにプログラムすることができる。研究者たちは、他のすべての細胞の最も初期の前駆細胞が生殖細胞のように不死であり、それらもまた無限に増殖できることを発見した。しかし、カークウッドと使い捨ての体説の研究者たちが最も興奮したのは、胚性幹細胞が特殊な体細胞を作り出すようにプログラム（**分化**と呼ばれる過程）されて数日以内に、一連のメンテナンスシステムの働きが低下することを明らかにした時であった。これらのシステムには、ＤＮＡ修復や、代謝（糖を燃やしてエネルギーを産生すること）による有害な副産物から細胞を保護する抗酸化の防御システムが含まれる。「私にとって、これは本当にすばらしい瞬間でした。というのも、使い捨ての体説の最初の論文で、私は、エラー抑制への投資を減らすような省エネ戦略は、生殖細胞から体細胞が分化する時期またはその前後に起こるはずだと予想していたからです」とカークウッドは言う。その時を振り返るように間を置いてから、彼は苦笑した。「科学の世界では、『だから言っただろう！』と言えるような瞬間はほとんどないのです」

＊ジャーナルクラブとは、定期的に通常は非公式に集まり、それぞれの専門分野に関する学術文献から興味ある記事について批評的に評価する研究者のグループのこと。

カークウッドの学説は、もう1つの興味深い疑問に対する答えを示唆している。つまり、すべての動物は、細胞という同じ基本構成要素からできているのに、なぜ種によって寿命に大きな差があるのだろうかという疑問への答えである。使い捨ての体説は、生物が体を維持するためにする投資の程度とその結果としての寿命が、その生物の置かれた環境によって決まることを示唆している。もし生存可能な期間が短ければ、早く成熟して生殖を促進する遺伝子の方が、これらの重要なライフイベントを遅らせる遺伝子よりも自然淘汰によって選ばれるだろう。そのため、捕食者に非常にねらわれやすいネズミは、野生では通常数か月しか生きられないが、同じように小さなアブラコウモリは、空中でのアクロバット飛行で捕食者から逃れ、16年ほど生きることができる。

科学におけるこの議論の多い分野で、批判もあるけれども、カークウッドが提唱し、長年にわたってさらに磨きをかけてきた「使い捨ての体説」は、**なぜ**老化が起こるのかについて説得力のある説明をしており、また**どのようにして**老化が起こるのかについてこれまでに提唱された多くのアイデアの枠組みを提供している。2013年、老化に関するさまざまなテーマに取り組む科学者たちは、この分野の概念を明確にし、研究の指針とするために、「老化の特徴」のリストを作成することを決めた。それは、「哺乳類の老化に特に重点を置き、さまざまな生物における老化の共通項を示す」高齢者の体の特徴である。彼らは、癌研究の領域において、それまでの散漫な研究手法に不満を抱いていた2人の癌研究者が、「癌の特徴」

として知られる6つの決定的な特徴（2011年には10に拡大）のリストを作成したという、2000年に起きた同様の運動が癌研究に大きな勢いをもたらしたことに倣ったのである。

スペインにあるオビエド大学のカルロス・ロペス－オーティンが率いる科学者たちは、老化の特徴を描き出すにあたり、3つの必須要件を設定した。すなわち、その特徴が通常の老化であらわれること、実験条件下でそれを悪化させると通常の老化のプロセスを加速すること、実験条件下でそれを改善させると通常の老化のプロセスが遅延して寿命がのびること、である。

これに当てはまるのが、以下に示す9つの特徴である。

・**ゲノムの不安定性**：これは生涯を通じて遺伝子の損傷が蓄積された結果であり、また細胞分裂時のDNAコピーのエラー、細胞内のエネルギー産生による有害な副産物の働き、あるいは外部からの物理的、化学的、生物学的な脅威など、細胞内外に存在するあらゆるものが原因となり得る。
・**テロメアの短縮**：テロメアとは染色体の末端にある保護配列のことで、靴ひもの先端に付いている小さなプラスチックのようなもの、とよく表現される。細胞が分裂して染色体がコピーされるたびに染色体の末端が少しずつ切り落とされ、テロメアは短くなっていく。テロメアが短くなり過ぎて染色体が安定でなくなると細胞は分裂を停止し、その性質や機能が変化する。

・**エピジェネティックな変化**：各細胞にはＤＮＡのもつ遺伝子がすべて含まれているが、個々の遺伝子は、必要な時と場所でのみ活性化される。そうでなければ、遺伝子はＤＮＡの中で何もせずにじっとしている。遺伝子の働きは、ＤＮＡに付着して遺伝子のオン・オフを切り替え、その活性を調節する化学物質やタンパク質によって制御されている。これらの化学物質やタンパク質は、「エピゲノム」（「ゲノムを超えた」という意味）を構成しており、生涯を通じて遺伝子の活性に影響を与える欠陥が蓄積されていく。

・**タンパク質の恒常性（プロテオスタシス）の喪失**：細胞には活性化した遺伝子の産物である膨大な量のタンパク質が存在し、私たちの体内のほとんどすべての働きをこなしている。タンパク質の恒常性とは、細胞内でそれぞれの働きをもつ個々のタンパク質が暴走しないように秩序をもたらすプロセスのことである。

・**栄養感知の制御不全**：細胞はエネルギーを産生し、成長のための材料を提供するのに利用可能な栄養素を最大限に活用するために、その細胞活動を調整するような巧妙なメカニズムを進化させてきた。これらのメカニズムは、体内の栄養状態に関する信号を常に感知するセンサーに依存している。

・**ミトコンドリアの機能不全**：ミトコンドリアは、細胞のバッテリーに例えられる。哺乳類では、成熟した赤血球を除くすべての細胞に多数存在する小器官で、主な働きは細胞から栄養分（糖や脂肪）を受け取り、それを分解してエネルギーを産生することである。

・**細胞老化**：細胞分裂を行う細胞は通常、染色体末端のテロメアが短くなることで、ある回数分裂を繰り返すとその能力を失う。その後、細胞は細胞老化と呼ばれる永久停止状態に入る。テロメア短縮以外にも、ＤＮＡの修復不可能な損傷やエピジェネティックな変化なども細胞老化の原因となることがある。

・**幹細胞の枯渇**：成体の幹細胞は、体の修復や維持のために備蓄されている未分化な細胞である。幹細胞はほとんどの組織や臓器に存在し、失われた細胞や傷ついた細胞を補うようにプログラムされている。この予備の細胞は、年月が経つにつれて減少していく。

・**体内の細胞間コミュニケーションの変化**：これは、主に組織の慢性的で低レベルな炎症の結果である。

これらは、老化に共通する普遍的な特徴を示しており、さまざまな研究者が腕まくりをして研究を進める際の強力な参照となるものである。しかし、このような道を歩んできた研究者が、異なる道を歩んできた研究者たちと共通しているのは、何がきっかけで老化が始まるのか、老化のプロセスのメインスイッチは何なのか、またどこにあるのかを知りたいという欲求であろう。

英国の優秀な化学者レスリー・オーゲルは、それまで夢中になっていた有機生命体の起源について考え、これを「混沌とした知的領域」と呼んだ。同じことが、老化についても言えるかもしれない。しかし、情熱的で時に輝かしい頭脳と急速に進化するテクノロジーの組み合わせは、私たちの体の奥深くで何が起きているのかについて魅力的で重要な洞察をもたらし、老化と死という大きな謎を解明し始めている。

第2章

磨耗や損傷（擦り切れ）とは？

車や家、家具、衣服や電気製品、あるいは犬や猫、セキセイインコ、庭の花や木など、身の回りにあるあらゆるものと同じように、私たちの体が消耗し、エントロピーの力に屈していくという考えは、そのようなことを学校で習っていない私たちでも直感的に理解できる。1880年代にアウグスト・ヴァイスマンが「人はなぜ老いるのか」という学説を提唱して以来、老年学の分野では、何らかの形でこの仮説が主流となってきた。しかし、老化はどのようにして起こるのだろうか？

1954年、米国の生化学者デナム・ハーマンは、同じ疑問を抱き、「老化のフリーラジカル説」（これは、やや紛らわしいが「酸化損傷説」とも呼ばれる）を提唱することになる。

フリーラジカルとは、酸素を利用して食物をエネルギーに変換する代謝など、体内の化学反応によって生じた副産物で、毒性があって細胞に混乱や破壊をもたらす。私たちの体にはフリーラジカルに対する優れた防御機構が備わっているため、フリーラジカルの大部分は特殊なスカベンジャー〔捕捉剤〕細胞によって不活性化または除去され、損傷を受けた細胞は死んで再利用される。しかし、エネルギー産生と老廃物処理の効率が加齢とともに低下するにつれてフリーラジカルは増加し、ますます傷害を与えるようになる。

ハーマンは、1916年にサンフランシスコで生まれた。化学者としての訓練を受け、シェル石油会社の研究員として数年間働いた。しかし、彼は生命に対する深い好奇心をもっており、33歳の時に医学を学ぶために大学に戻った。特に、なぜすべてのものが死ぬのかということに興味をもち、1945年8月に米国が行った広島と長崎への原爆投下によってもたらされた疑問が、彼にヒントを与えた。原爆投下当時、致死量ではない放射線の人体への影響については、ほとんどわかっていなかった。そのため、第二次世界大戦が終わると、米国と日本は、米国軍戦闘機による攻撃から数か月以内に13万~23万人とも言われる日本国民を死亡させた原爆による生存者への影響について研究する協定に調印したのである。米国は、将来核兵器が使われるかもしれない紛争から、兵士や民間人を守る方法を見つけることに、特に関心を寄せていた。

研究者たちは、高線量放射線を照射されたマウスでは、通常の防御機能を圧倒するような大量のフリーラジカルが発生し、これが放射線の有害作用に関与していることを突き止めた。興味深いことに、このフリーラジカルがマウスを早く老化させることもわかった。ハーマンは石油業界で働いた経験から、無機物に対するフリーラジカルの作用についてよく知っていた。そして、フリーラジカルの生物への影響を調べるうちに、ヒトの通常の生物学的プロセスで発生するフリーラジカルが老化の原因であると確信するようになった。一般にフリーラジカルは毒性が強く、生物の体内に自然には存在しないと考えられていたため、これは画期的なアイデアだった。

では、フリーラジカルとは一体何なのだろうか？　フリーラジカルとは、生命を維持するための細胞内の化学反応の過程で、電子を失い非常に不安定になった原子のことである。これらの不安定な原子は、他の原子から電子を奪い取って電磁気的なバランスを取り戻すまで細胞内を暴れ回り、しばしば連鎖反応を引き起こす。フリーラジカルは「火薬のように反応し、何十万もの原子が損傷を受ける」と、ミハイル・シュチェピノフはニューサイエンティスト誌に語っている。フリーラジカルは、細胞の膜や内容物を破壊する。そして、その偏った電荷のためにＤＮＡに磁石のように引き寄せられ、二重らせん構造の遺伝子に付着し、ランダムな突然変異を引き起こすのである。

このＤＮＡへの作用は、両刃の剣である。フリーラジカルは遺伝子の活性を乱し、癌やその他の疾患を引き起こす可能性がある。しかし、フリーラジカルは進化の重要な担い手でもある。なぜなら、遺伝子の突然変異に働きかける自然淘汰を通じ、ヒトは環境の変化に適応できるようになるからである。フリーラジカルは細胞間のクロストークを助け、特定の状況下では細胞をストレスに強い状態にしたり、細菌やウイルスと戦う役割を果たすこともある。しかし、全体的に見ると、フリーラジカルは体には悪いものであり、私たちの体はこれらの物質に対して強力な防御機構をもっている。例えば、免疫系のスカベンジャー細胞はフリーラジカルのほとんどを除去するが、除去しきれなかったフリーラジカルによる損傷が徐々に体に蓄積されるというのが、ハーマンが老化の原因として提唱したことである。

彼は、実験用マウスに放射線から保護するような薬を与えると寿命が最大30％のびることを実証し、この仮説を支持した。また、酸化損傷を防ぐための抗酸化物質を投与したところ、それほど劇的ではないものの寿命をのばすことができた。ハーマンは、抗酸化物質による作用が比較的弱いことに長い間悩み、結局、体内のフリーラジカルの多くは細胞のバッテリーであるミトコンドリア内で生成され、ミトコンドリアはカロリーを消費してエネルギーを産生するが、外から導入された化合物はミトコンドリアに取り込まれないという結論に至った。１９７０年代に彼は、ミトコンドリアは体内時計であり、バッテリーをどれだけ酷使し、どれだけ消耗したかによって私たちの寿命が決まるという説に修正した。

しかし、彼のアイデアはなかなか受け入れられず、ハーマンは研究する価値のある生物学的現象としての老化について、科学者や一般の人々の間で広まっている、好奇心を枯渇させるような宿命論に対して不満を感じていた。１９７０年に、彼は米国老化学会（American Aging Association）を設立し、この分野の研究を本格化させた。さらに、１９８５年には国際生物医学老年学会（International Association of Biomedical Gerontology）の設立に貢献した。科学界が老化研究の可能性に気づき始め、生物学的探索のためのより高度な技術の開発とともにハーマンのアイデアを裏付ける証拠が蓄積するにつれ、老化のフリーラジカル説は中心的な学説となり、21世紀になってもなお研究の方向性に強い影響を与え続けている。

ハーマンは、健康的な老化について研究室で学んだことを心に留めていた。すなわち、彼はタバコを吸わず、適度な飲酒をし、体重に気を配り、たくさん運動をし、82歳まで1日に3・2キロメートル（約2マイル）のランニングをしていた（背中のけがで走ることができなくなった後は、ウォーキングにペースを落とした）。彼は、２０１４年に98歳で亡くなったが、老化のフリーラジカル（または、酸化損傷）説がその立場から引きずり下ろされるのを目の当たりにするまで十分に長生きをした。

「私がこの分野に入った20年前、同僚から聞いた印象では、酸化損傷説はかなり完成度の高いものだった」と、遺伝学者のデビッド・ジェムズは、彼が生物老年学の教授を務める英国のロンドン大学内のオフィスを私が訪ねた時に言った。「その態度は、『今まで非常に多くの論文が発表されているので、この説は正しいに違いないと皆が認めている』というものでした。しかし、私はそれがフォーク理論〔人々の経験則による理論〕ではないかと疑っています」

ジェムズは、その多様な経歴と知の境界線を押し広げることで有名な人物である（友人の話では、ある時にはパンクで、アイスランドの水産加工工場で働き、ニカラグアでサンディニスタ民族解放軍とともに過ごし、グアテマラで墓を掘り、１９８０年代にはソビエト連邦のロシアを放浪したという）。酸化損傷説が根強いのは、その直感的な魅力によるものだとジェムズは考えている。例えば、太陽は地球の周りを回っていてその逆はないという考えが長く支持されてきたが、そうでなければ地球が宇宙空間を移動している間、私たちは地球上のあらゆるものとともに転げ回ると考えられたからである。「15世紀まではそれでうまくいっていたのです」と彼は述べた。「でも、科学とはそういうものです。最初は常識に基づく直感から始まり、実験をしてみて初めて、その直感的に見えていたものが実は間違っているとわかるのです」

ジェムズは、酸化損傷説を全面的に否定しているわけではない。しかし、２０００年代初頭から、ジェムズの研究室を含む世界中の研究室が、この説とその予測に「反論するためのテスト」を行ってきた結果、十分ではないと判明したというのだ。その真相を探るために、科学者たちは酵母、微小な線虫、ショウジョウバエやマウスなど生物学的研究のモデル生物として伝統的に主要な実験動物を用い、薬物や遺伝子操作によって抗酸化の機能を欠損させたり増強させたりした研究で得られた膨大なデータをかき分けていかなければならなかった。

「重要なことは、酸化損傷レベルを操作すると老化や寿命に影響が出るはずだということです」とジェムズは言う。「そして、その学説を支持しないような多くの研究が報告されました。ヒトの研究も含めて……抗酸化物質のサプリメントを摂取した人の死亡率を調べた実験もありますが、違いはありませんでした。場合によっては、抗酸化物質を摂取することで、死亡率がわずかに**上昇する**こともあったのです」

多くのデータは、専門家だけが読んで理解できるような、世間で知られていない雑誌の中に埋もれていた。しかし、ある研究がメディアを騒がせた。実験室の線虫に抗酸化剤を投与したところ劇的な効果があったと、当時マンチェスターで研究していたゴードン・リスゴーとサイモン・メロフが、一流雑誌のサイエンス誌に発表したのである。以来、2人の科学者は米国カリフォルニア州に移り、私がサンフランシスコ近郊の丘の上の森林地帯にあるバック老化研究所（広くて明るい近代的な建物である）にリスゴーを訪ねた時、彼は自分の書棚から新聞や雑誌の切り抜きを入れた分厚いフォルダを取り出して、線虫の寿命を劇的にのばした抗酸化剤について話してくれた。

「BBCが来て、チャンネル4のドキュメンタリー番組を制作しました……ある薬物で寿命をのばした科学者に対するメディアの関心は、3年か4年の間続きました」と彼は述べた。「この薬物は抗酸化物質の一種で、フリーラジカルをより安定な物質に変換するものであり、私たちが考えていたのは解毒作用です。線虫は酸化ストレスに非常に耐性があったのです」。

リスゴーと彼のチームは、線虫に猛毒の除草剤パラコートを与えた。この酸化剤は、アジアの貧しい農民の間では特に自殺に最もよく使われる農薬として悪名高いが、線虫はびくともしないのだ。メディアが興奮したのも不思議はない。つまり、科学者たちが老化の鍵の1つを見つけたかのようであり、鍵でないとしても驚くべきシンプルなメカニズムであったからだ。

リスゴーによれば、研究者仲間も興味をそそられたという。「ロンドン大学の友人であるデビッド・ジェムズが、『ある仮説を検証したいので、この化合物でやってみないか？』と言ってきたんです。私たちは『もちろんできますよ、やりましょう！』と言いました。数か月が過ぎて彼から電話があり、『うまくいかないんだ！　このままでは寿命がのびない』と言うのです」。リスゴーは心配し、苛立ちを覚えた。しかし、その後2～3年の間、研究室間でそれぞれのグループがどのように実験しているかについて、英雄的な奮闘と多くの苦悩に満ちた議論がなされたにもかかわらず、リスゴーとメロフの薬物をテストしたジェムズや他の研究者も、線虫の寿命をのばすことはできなかった。ジェムズは、線虫が薬物を取り込んだことを証明するために、線虫をすり潰してその抽出液の抗酸化活性を測定してみたところ、確かに通常より高いことがわかった。しかし、寿命の測定結果に違いはなく、彼は結局その研究成果を発表した。

相反する結果に研究者たちは当惑して頭を抱えたが、結局は「老化は厄介なものだ」という事実に行き着く。「老化は**本当に**生物学における厄介者です」とリスゴーは言う。生物にはバックアップ・システムが存在し、あるいは失敗したものを補うために手を加える傾向があるため、原因と結果の間に直線的な関係が通用しないのである。現在、リスゴーの研究室は線虫を使った研究を標準化し、有望な化学物質を使ったテストを3箇所の広く分散した場所で行い、発表前にその結果ができるだけ確かであることを確認するために立ち上げられたプロジェクトに参加している。

「プロトコルを標準化するのに1年半かかりました」と彼は述べた。「苦心惨憺たるテレビ会議で、どうやって線虫を拾い上げ、プレート〔寒天培地のプレート〕に置くかについて話し合ったものです……私たちは、ほとんどどんな違いでも重要だと思い込んでいたのです。インキュベーターはすべて同じメーカーとモデルを購入し、寒天培地のための寒天は大量に購入し、線虫を大量に育てて研究室間で分配しようと考えたのです。だから、人間の力で可能なことはすべて標準化したのです」

思いつく限りの変数を制御する過程で、リスゴーと同僚たちは最近、線虫の生態について予想もしなかった奇妙な点を発見した。そのことが、なぜジェムズや他の研究者たちがマンチェスターのグループによる寿命延長の結果を再現できないのかの手がかりになるかもしれない。彼らはある時、長寿命とされたある野生株の線虫が、別の時には短寿命であることを観察した。同じ集団から生まれ、同じ遺伝子を受け継ぎ、同じ条件で飼育されたにもかかわらずである。しばらくすると、同じ集団からの線虫群が再び長寿命に戻るのである。当惑した科学者たちは自問した。このような奇妙な発見は、月の満ち欠けや観察する時間帯のせいではないだろうか？　あるいは、この生物を取り扱っている技術者に何か原因があるのだろうか？　いや、そうではない、3つの研究室で同じ現象が観察されたのである。ある時は長寿命で、ある時は短寿命で、しかしその中間はまったくない。「3つの研究室すべてで、何かが変化しているのです。線虫の代謝に関する何かかもしれないけれど、私たちには思い当たることがないのです」とリスゴーは言った。「暗黒物質のようなものです！　暗黒物質は他の物質に影響を与えるので、そこにあることがわかります。しかし……」

実際、劇的な研究結果の再現に失敗することは、いわゆるブレークスルーに関するメディアの報道から想像するよりもずっと多い（ジャーナリストは、話がこじれたり疑念が生じたりした途端に追跡しなくなることがよくある）。この事例は、別の教訓を含んでいるかもしれない。すなわち、失敗したからといって、必ずしも科学の誤りや当事者の誤りを意味するのではなく、むしろ基礎的なレベルで何が起こっているかについての理解がまだかなり限定的だということである。生物学における普遍的なルールの探究は、落とし穴や誤った見込みに満ちているということを思い出させてくれる。

酸化損傷／フリーラジカル説は、2009年にオクラホマ・メディカル・センターの研究者たちによって、またもや大打撃を受けた。アーラン・リチャードソンとホリー・ヴァン・

レムメンは、実験用マウスの遺伝子に手を加えて、フリーラジカルを除去するのに非常に有効な抗酸化物質を過剰に産生させたが、マウスの寿命には影響を与えなかったのである。彼らはまた、最も重要な抗酸化物質の2つの遺伝子をDNAから欠失させたマウスを使って、逆の実験も行った。その結果、マウスはフリーラジカルによって細胞に大きな損傷を受けたが、寿命が短縮することはなく、少なくともその損傷によって癌を発生することもなかった。

その後、アーラン・リチャードソンは老年学の学会によく顔を出し、酸化ストレス仮説に大きな赤い×印をつけたとリスゴーは回想している。「彼は挑発的な態度で臨みましたが、研究者全体が『ああ、そうか。それなら違うんだろう。よし、じゃあ、他のことを研究すればいいんだ』と納得してしまいました。長い間、老年学の研究者コミュニティは、そのような証拠が増えても、老化を理解するための礎を手放すことを渋っていました。しかし、このコンセンサスが『突然、泡のように弾け飛んだ』のです」とデビッド・ジェムズは言う。「とても不思議なことです……15年前なら、老化の学会に行けば、何でもかんでも酸化損傷に結びつけるような講演が、次から次へと出てきたものです。今、学会に行ってもほとんど酸化損傷の話は出てきませんよ」

だからといって、老化の主な要因が摩耗や損傷でなくなったわけではない。そして、ゴードン・リスゴーは、線虫を使った独創的な実験に興味を抱いたままでいる。この実験では、線虫を酸化ストレス耐性にすることでその寿命を大幅にのばすことに成功したが、この実験をより厳しく制御した条件下で繰り返したところ、同じようなよい結果が得られた。しかし、何が老化の原因で、何が老化の結果なのだろうか？　また、酸化損傷はどの程度関与しているのだろうか？　今日、私たちの生命を維持する細胞プロセスの副産物が、私たちを否応なく墓場へと向かわせるということに異論を唱える人はほとんどいないだろう。

ジェムズと同僚のライアン・ドゥーナンは、２００９年に発表した総説で「酸化損傷説の衰退は、エキサイティングな出発点であり、生物老年学にとって新しい始まりです。老化について、新しい方法で考え始める時が来たのです」と結論づけている。

「酸化損傷説の危機は、私にとって大きな出来事でした」と後にデビッド・ジェムズは述べた。「常に体の損傷のメンテナンスという観点で考える必要性から、心が解放されたような気がしたのです」。それでは、ジェムズや他の研究者たちは、私たちがどのように老化するのかについて説明するために、現在はどこに着目しているのだろうか？

第3章

テロメア——細胞の寿命を計る

Telomeres — measuring the lifetime of cells

少なくとも老化研究の分野では、レナード・ヘイフリックと彼が発見した細胞寿命の限界に関する話題ほど、あるパラダイムが思考を支配して他の可能性を見えなくしてしまう力を示したものは他にない。

ヘイフリックは、米国のペンシルベニア大学で微生物学を学び、ちょうど30歳になった頃に、フィラデルフィアにあるウィスター研究所で細胞培養士として働き始めた。彼はそのスキルを、当時米国内で優秀な研究者であったチャールズ・ポメラットの指導のもとで身につけた。ウィスター研究所では当時、ウイルス研究、特にポリオや他の感染症に対するワクチン開発に力を注いでいた。ウイルスは究極の寄生体であり、生きた細胞の外では生きられず、その細胞を乗っ取って自分自身のコピーを作る。ヘイフリックの仕事は、この微生物を増殖させるための細胞の十分な供給を確保することであった。

長い間、ポリオワクチンの開発には、研究者たちはサルの腎臓の細胞を使ってウイルスを培養していた。しかし、これは理想的な方法ではなかった。サルの細胞中に潜むあらゆる有害物質によって、培養液が汚染される危険性があったのだ。そこで、ヘイフリックはより安全な代替手段を求めて、ヒトの細胞、特に外界にさらされておらず、発生初期の段階と思われるヒト胎児の細胞培養を試みることにした。彼は、米国ほど中絶や胎児からの組織採取に神経質ではない、スウェーデンのストックホルムで仕事をしていた研究者仲間から、胎児組織を供給してもらった。腎臓と肺を中心とした組織は、氷と一緒に詰め込まれた状態で空輸され、通常の郵便で届く。ヘイフリックは、水を薄く張った培養フラスコ内で、その組織を酵素に浸して細胞同士をつなぐ結合組織を分解し、細胞のみにしてから寒天ゲル上で、独自の調合で栄養を与えて培養した。培養細胞は、培養器の体温程度の温度〔約37℃〕で分裂し、やがてガラス製フラスコの中のゲル表面を覆うようになると、技術者が新しいフラスコに分け、ウイルス学者に供給するために細胞を採取した。また、細胞を入れて密封したアンプルは、後で使ったり他の研究室に配ったりするため、細胞分裂を一時停止させるのに冷凍庫に入れて保存された。

このような不安定な組織の細胞を培養することは、非常に骨の折れる作業であった。ヘイフリックにはその才能があり、やがて彼の作った細胞株が世界中の科学者から求められるようになった。しかし、細胞培養に関する知識が深まるにつれ、ヘイフリックはある時点で細胞分裂が停止すること、そしてそれが約50回の細胞分裂後に起こる予測可能な出来事のようであることに気がついた。特に、細胞が死なずに代謝を続け、1年以上も分裂しない状態で生き続けるという事実に興味を抱いた。

培養細胞の増殖や分裂が停止することは、いずれの研究者にとってもよく知られた身近な出来事であった。しかし当時は、培養細胞は無限に分裂する能力があり、分裂しないのは汚染や栄養不足、技術者の扱いが悪いなどの技術的なミスによるものというのが通説であった。この考え方は、フランス生まれで現在は米国ニューヨークにあるロックフェラー研究所の外科医アレクシス・カレルが提唱したもので、彼は切断された血管を縫合する技術を開発したことで、1912年にノーベル賞を授与された。カレルは、ニワトリ胚の心臓から採取した組織に定期的に栄養を供給することで、培養フラスコ内で20年以上も生きた状態に保つことに成功したと言われている。彼の実験を追試できた者はどこにもいなかったが、彼の継代培養の驚異的な長さに関してあらゆる説明がされてきた。中には、高名な外科医が永遠に分裂し続けると宣言した貴重な細胞を死なせてしまった責任を問われるのを恐れた彼の技術者が、細胞が死ぬたびに密かに新しい細胞と取り替えていたという説も含まれている。そしてその結果、うっかり強力な神話が生まれてしまったのである！

しかし、ヘイフリックは、細胞がある回数分裂した後に分裂を停止するという個人的な観察から、強い疑念を抱くようになった。これは細胞培養の環境によるものではなく、細胞固有の性質、すなわち老化の自然のプロセスのように思われ、彼は細胞遺伝学者*ポール・ムーアヘッドの助けを借りて、この説を検証することにした。2人の科学者は、細胞の状態が変化した原因が、微生物の混入あるいは培養液の未知の性質によるものという可能性を排除する必要があった。彼らは、染色体によって雌性と雄性の細胞を区別することができた。そこで、分裂を10回繰り返した雌性の細胞を、40回繰り返した雄性の細胞と一緒に培養フラスコに入れた。すると、ヘイフリックの予想通り、さらに20回分裂を繰り返した後でも雌性の細胞だけが元気で、古い雄性の細胞は奇妙な「静止状態」になっていたのである。すべての細胞は同じ条件下で生きていたので、環境によるものではないことは明らかだった。ヘイフリックとムーアヘッドは、この研究結果を*Journal of Experimental Medicine*という学術誌（ヘイフリックによれば、細胞生物学者にとって「自動車のキャデラックに相当するような、権威ある学術誌」）に投稿した。

この雑誌の編集者であるウイルス学者のペイトン・ラウスは、彼自身、癌研究の分野における聖域をねらい撃ちすることを厭わなかったが、ニワトリ間で腫瘍を誘発するウイルスを発見してノーベル賞を受賞している。しかし、ヘイフリックの説は、ラウスにとってもあまりにも挑戦的であった。「細胞の死が『細胞レベルの老化』によるものだという推論は、著しく軽率である。この50年間に組織培養から明らかになった最大の事実は、本来、増殖能力のある細胞は、試験管内で適切な環境を与えれば無限に増殖するということだ」と、彼はかなり傲慢な態度で掲載拒否の手紙を書いた。ヘイフリックとムーアヘッドの論文は、結局1961年12月に、より控えめな *Experimental Cell Research* 誌に掲載された。（この論文は、修正なしで受理された。科学論文では珍しいことで、ラウスの拒絶にもかかわらず、その質の高さを証明するものである。）

多くの懐疑論者を説得するために、ヘイフリックは培養フラスコに入れた細胞を、いつ細胞が分裂を停止するか独自の計算法による予測とともに提供した。彼の予測は非常に正確だったので、多くの研究者の目を開かせ、これまで目の前で起こっていたことを彼らが技術的なミスだと誤認していたことに気づかせた。このように彼が正確に特定した細胞の寿命は、今日ではヘイフリック限界として知られ、老年学において最も注目されている研究分野の1つとなっている。

しかしながら、ヘイフリック自身にとっては、まさに波乱万丈の人生であった。『*Merchants of Immortality*』という本の中で著者のスティーブン・S・ホールは、この科学者がWI－38という名で知られる、彼の樹立した最も重要な細胞株の所有権と知的財産権をめぐって、ウィ

＊細胞遺伝学とは、細胞内の染色体の構造や位置、機能を研究する学問である。

スター研究所と激しい争いを繰り広げたことを紹介している。１９６８年にウィスター研究所を離れ、カリフォルニア州のスタンフォード大学に赴任したヘイフリックは、思いつきで何百アンプルもの「彼の」細胞を研究室から持ち出し、液体窒素の入った大きな灰色の容器に保管して車の後部座席に座る子どもたちの間に立てかけ、米国を西へ横断する長いドライブに出発したのである。

彼はその細胞を使って、スタンフォード大学でも多忙な研究室を立ち上げることに成功したものの、細胞株を無断で持ち出したことは彼のキャリアや家庭生活に何十年もつきまとい、極度の精神的ストレスのもとになった。ヘイフリックは、スタンフォード大学の研究室を家宅捜索され、細胞株を没収され、さらに政府の財産を盗んで私利私欲のために売ったと非難されたことに対して、米国国立衛生研究所（National Institute of Health：ＮＩＨ）を相手に訴えを起こしたが、その後ＮＩＨと示談による和解を受け入れ、１９８１年にこの争いはようやく終結した。米国連邦政府は、ＷＩ－38株に対するヘイフリックの所有権と、細胞の販売で得た利益を保有する権利を認めるに至った。現在、彼はその貴重なＷＩ－38株の細胞の保管容器を、奇妙なことに自宅の車庫に保管している。この容器には、彼の娘スーザンが母親の胎内にいた時の羊水から採取した細胞や、かつての上司であり助言者でもあったチャールズ・ポメラットの命を奪った前立腺癌の細胞も一緒に入っている。

スティーブン・ホールは、ヘイフリックに連れられて貴重な隠し場所を見に行ったことがある。彼は著書の中でヘイフリックを、礼儀正しく温厚だが、複雑でやや熱血漢で、「しかしながら、最も目立った大まかな特徴は、彼の科学のキャリアでの処遇について苦しみや憤りに近い不満を抱いていることだ」と描写した。彼の同僚の1人は、彼について「愛すべき頑固親父で、死んだら牛肉エキスにされそうなくらい（牛のように）タフだ」と愛情たっぷりに表現している。

1961年のヘイフリックによる画期的な発見は、細胞はどうやって限界に達したことを知るのだろうという明確な疑問を投げかけた。細胞はどのようにしてその寿命を計っているのだろうか？　1930年代にさかのぼると、米国人の植物学者で細胞遺伝学者のバーバラ・マクリントックが、末端部のない染色体は「ねばねば」していて、互いにくっついたり分解されたりする傾向があることに気づいた。彼女は、染色体には通常きちんと整えたり分離したりするための保護先端があるという仮説を立てた。この仮説でいう染色体の末端は、研究者仲間のハーマン・マラーによって、ギリシャ語の「テロス（末端）」と「メロス（部分）」に由来する「テロメア」と名付けられた。マラーも、明らかに先端が切り詰められた染色体は互いにくっつきやすいという、同じ現象を観察していたのである。しかし、ロザリンド・フランクリンのX線結晶学によって得られた興味深い画像を見ていたフランシス・クリックとジェームズ・ワトソンがＤＮＡの構造を解明し、染色体の詳細な研究への道を切り開くまでには、さらに20～30年の歳月が必要だった。そのさらに25年後、マクリントックが仮定した染色体末端にあるテロメアの実体が、当時コネチカット州ニューヘイブンにあるイェール大学にいた、エリザベス・ブラックバーンによって発見されたのである。

オーストラリアのタスマニア州ホバートに生まれたブラックバーンは、数世代にわたって医者や科学者の家系に生まれた7人の子どものうちの1人であった。最初に住んでいたホバート近郊の海岸にある小さな町スナッグ、それからタスマニア州北部のローンセストンに移った一家の家や庭には、金魚、瓶に入ってだんだん臭くなってきたオタマジャクシ、セキセイインコ、雌鶏、猫や犬など大小さまざまなペットであふれていた。そして、彼女は幼い頃、遊びながらアリやクラゲを集めていた。

ブラックバーンは、テロメアに関する研究で2009年にノーベル生理学・医学賞を受賞した際の自伝的略歴に、「おそらく動物に魅了されたことから生じたのだろう、幼い私にとって生物学は、科学の中で最も興味深いものに思えました。私は、若者向けに書かれた科学の本を通じて、科学の視覚的なインパクトや科学的探究のロマンと崇高さの両方に魅了されたのです」と書いている。彼女が科学の世界に入った頃の経験は、そのような思いを強くさせたに違いない。メルボルン大学で生化学の学位を取った後、彼女は修士課程に残り、当時の指導教授についてこう書いている。「フランク・ハードは、研究室のメンバーに研究の喜びと美学を教えました。彼は、1つひとつの実験がモーツァルトのソナタのような美しさとシンプルさをもつべきだという考えを述べました。彼の強い個性に率いられた研究室グループは団結力があり、私たちは時々、すべてを彼の車に積み込み、カーラジオから大音量でモーツァルトを流しながらメルボルン郊外の丘陵地帯までドライブし、木々や野草の中で屋外ランチピクニックをしたものです」

ブラックバーンは、英国にあるケンブリッジ大学の生化学者フレッド・サンガーの研究室で、同様にリラックスして形式ばらない雰囲気の中で博士号を取得した。サンガーは、DNAの塩基配列を決定する方法の先駆者であり、その技術は革命的で、その功績に対して彼はノーベル賞を2度受賞した（2度のノーベル賞を受賞したのは、自然科学分野ではこれまでに4人だけである〔2019年時点での話で、その後2022年に5人目の受賞者が輩出した〕）。彼の開発した技術は、ヒトゲノム・プロジェクトで利用され、人類という種の取扱説明書、すなわちゲノム遺伝子の塩基配列を解読することに成功した。

当時イェール大学に在籍し、淡水池に生息する小さな単細胞生物〔テトラヒメナ〕で研究していたブラックバーンは、サンガーの研究室で学んだ技術を駆使して、テロメアの実体を発見したのである。「生物を分子レベルで研究することは、19世紀型の科学である博物学から脱して、これら分子の核心に迫ることになり、非常に説得力がありました」と、彼女はディスカバー誌のインタビューで語っている。「私たちは、遺伝物質を運ぶ染色体の末端が特殊な方法で保護されていることは知っていました。しかし、それが何を意味するのか、手がかりがないいんですね。まるで40万マイル（約64万４０００キロメートル）上空から何かを見ようとしているような感じでした。例えば、地球上に点が見えたとしても、その点に焦点を絞ると猫だったことがわかるとは思いもよらなかったのです」。テロメアの研究は、特にエキサイティングだった。なぜなら、「分子生物学的には未知の領域でしたから」と言う。

ブラックバーンは、このテロメアの正体が多数繰り返される短いＤＮＡ配列で、彼女が実験に用いていた池の水棲生物では通常20～70回繰り返され、タンパク質のカバーに包まれてコンパクトに折りたたまれていることを発見した。さらに彼女は、テロメアは細胞分裂の際に他のＤＮＡと一緒にコピーされるのではなく、後から染色体に追加されるようであることに気づいたのである。ブラックバーンは、マクリントックが最初にこのキャップ構造の存在を示唆して以来の非常に長い道のりを歩み、１９７８年にその成果を発表した。しかし、テロメアがどのように機能しているのかは謎のままであった。これについて、彼女はハーバード大学医学部のジャック・ショスタクとの共同研究により解明した。ショスタクは、彼のモデル生物である酵母に関する疑問をもっていたが、１９８０年にとある学会で、ブラックバーンが池の水棲生物を使った発見について講演した時、彼は耳をそばだてた。２人の科学者は、実験モデルのゲノムＤＮＡを培養皿の中で混ぜたり攪拌したりして、何度も細胞分裂を繰り返す様子を観察するうちに、細胞分裂でＤＮＡがコピーされる時、ＤＮＡの鎖に沿って走るコピー装置〔ＤＮＡ複製時に働くＤＮＡ合成酵素を指す〕のために、鎖の終点でテロメアが緩衝材として効果的に機能することを発見したのである。分裂のたびに、テロメアの一部が切り落とされる。そして、このキャップ構造が短過ぎて染色体を損傷から守れなくなると、細胞は分裂を停止して老化細胞となる。

しかし、もし他のＤＮＡと一緒にコピーされないとすると、テロメアはどのようにして作られるのかという興味深い疑問が残っていた。数年後、ブラックバーンがカリフォルニア大学バークレー校に自分の研究室をもって移った時、この疑問が解けた。「科学の世界で仕事をしていると、自分が観察したことを確立された原則に照らして解釈しようとしても、どうしてもうまく合わない時が来ます。これ以上その枠に押し込むことはできないので、よし、他の可能性を検討しましょうと言わざるを得ないのです」と、彼女は*iBiology*誌のYouTubeトークで語っている。

ブラックバーンの大学院生の１人であったキャロル・グライダーは、博士論文のテーマとして、ＤＮＡの繰り返し配列の小さな断片がどのようにして作られるかという謎に取り組むことを選択した。研究者にとってはおなじみの袋小路に入り込んだ後、彼女とブラックバーンは、細胞内に未知の物質が存在し、それが染色体の保護キャップを形成しているに違いないと直感して、それを検証することにした。グライダーは、池の水棲生物から採ったＤＮＡ

断片を試験管に入れ、細胞核から抽出したテロメアの構成物質もランダムに一緒に入れてみた。彼女は、ＤＮＡ断片が同じ大きさになるように実験全体を標準化して、テロメア構成物質を放射性同位体で標識し、この混合物中で起こったことを観察した。

１９８４年のこと、グライダーは好奇心旺盛で研究に没頭していたのだろう、クリスマスの日に実験の様子を見に行った。彼女は、テロメアを作るための構成物質が正しい配列に並んで、さまざまな長さになったＤＮＡ断片に付着しているのを発見した。これが、未知の物質が働いていることを示す最初の証拠となり、２人の科学者はこの物質にテロメラーゼ（テロメアの繰り返し配列を伸長する酵素）という名前を付けた。やがて、ブラックバーン、グライダーおよびショスタクは、非常に単純なモデル生物において、私たちヒトを含む地球上のさまざまな生物で働く基本的なメカニズムを発見したことが明らかになり、２００９年にノーベル生理学・医学賞を共同で受賞した。

それから長年にわたってさまざまな科学者が、テロメアの長さは遺伝子によってある程度決まっていること、また細胞分裂の速度が組織間で異なるように、テロメアの長さは体内の組織や臓器によって異なることを明らかにしてきた。例えば、腸の細胞は急速に分裂し、組織の維持を担う幹細胞からおよそ４日ごとに入れ替わるが、肝細胞の入れ替わりは半年から１年に及ぶ。また、テロメアを構築し維持するテロメラーゼは、「不死身の」生殖細胞（精子と卵子）、幹細胞や血液細胞を供給する骨髄でのみ生涯にわたって活性化し、他の多くの体細胞ではスイッチが低下またはオフになっていることも、科学者たちは明らかにした。しかしながら、テロメラーゼは、突然変異を起こした遺伝子が再びスイッチを入れて、DNAの状態には関係なく細胞が老化を回避して分裂増殖を続けるのを助けるようになると、癌の原因の1つになることがある。

それでは、テロメアは細胞の寿命を計る時計で、どのようにして私たちが老化するかという疑問に答える鍵を握っているのだろうか？　確かに、テロメアの短縮とテロメラーゼ活性は、癌の他にも心臓や肺の疾患、糖尿病、認知症など、主な加齢性疾患の多くに関与している。そして、先天性角化不全症はテロメラーゼ遺伝子の変異によって引き起こされる疾患で、骨髄不全、肺疾患、骨粗しょう症、難聴、白髪や脱毛、虫歯、他にも皮膚の色素沈着や手足の爪の成長異常などのより一般的で軽い症状を若くして発症することから、プロジェリア（早老症）として分類されることがある。

テロメアの短縮は、第1章で述べた老化の特徴の1つであり、その長さは確かにその人の年齢の指標になることがある。1990年代後半から2000年代初頭にかけて、テロメラーゼをいじれば、癌の治療や疲れた細胞に活力を与えて寿命をのばすことができるというアイデアが、メディアで盛んに取り上げられた。老年学者レニー・ガレンテは、その著書『*Ageless Quest*』の中で「老化のテロメアモデルは、細胞分裂のタイマーを提供し、また理解しやすいので、一般の人々が興味をもつのはよくわかる」と述べている。「しかし、私の見解では、培養細胞はかなり不自然なシステムを構成している。動物の個体では、これらの細胞はテロメアが短くなり過ぎる前に切り捨てられ、テロメラーゼをもつ前駆細胞が分化して補充されるはずである。培養細胞は、この再生の源から切り離されて単に生育するままになっている」と注意喚起している。

この分野で懐疑的な意見があったにもかかわらず、米国の異端の老年学者マイケル・ウェストは、テロメラーゼ療法を有望と考え、その可能性を探るためにジェロンという製薬会社を設立した。幹細胞研究のパイオニアであるウェストは、*The Translational Scientist* 誌の中で、レナード・ヘイフリックを会社に招いた時のことをすばらしいエピソードとして語っている。細胞寿命の発見者であるヘイフリックは、ジェロン社のアイデアにかなり懐疑的であったが、自分の足の皮膚の一部を実験用に提供するように説得された。その皮膚サンプルから取り出した細胞にテロメラーゼ遺伝子を導入することによって、ウェストは、その細胞のヘイフリック限界を超えて分裂を続けさせることに成功した。「ヘイフリックは、私たちがヒトの老化に介入することはできなかったという事実について独断的でしたが、結局彼の細胞が初めて不死化したのです」とウェストは言う。

それは、詩情的で素敵なタッチのすばらしいブレークスルーであった。しかし、この実験やマウスのような動物モデルでの実験が成功したにもかかわらず、テロメラーゼ療法の結果は一貫性がなく、予測不可能で、必ずしも解釈が容易なわけではなかった。このことは、老化が当初思っていたよりかなり複雑だというメッセージであり、そして、今日テロメア以外の細胞老化の研究により、老化の生物学に新たな洞察がもたらされつつある。

第4章

細胞老化
——機能が低下してもなくなるわけではない

細胞老化の分野のリーダーであるジュディス・キャンピシが、1980年代後半に、老年学の学会でこの話題について初めて講演した時、カリフォルニア大学バークレー校の「気難しい老科学者」から辛辣な反応が返ってきた。「お嬢さん、あなたは組織培養のアーチファクトを研究しているのですよ。これは**生体内の**現象ではない」と彼は偉そうに言った。「『お嬢さん』だけなら、殺してやってもいいくらいでしたよ！」とキャンピシは笑いながら言う。しかし、この気難しい老科学者の態度は珍しいものではなかった。「80年代後半から90年代前半にかけて、多くの人がこの老化のプロセスは細胞培養のアーチファクト以外の何物でもないと、ただひたすら懐疑的だったのです」。長い間、この話題は老年学会で喧々諤々の議論になった。その敵意がおさまったのは、さまざまなモデル生物で、老化細胞を除去すると寿命が最大30%のび、加齢性疾患が緩和されるという証拠が蓄積してきたからである。

実際、キャンピシ自身がそのことに気づくのにしばらく時間がかかった。小柄で、柔らかな口調で話し、バレエダンサーのような優雅な身のこなしの彼女は、癌の研究、特に「増殖すべきでない時に癌細胞を増殖させるものは何か」を研究することからキャリアをスタートさせた。ヘイフリックが認識していた細胞老化という現象は、腫瘍を抑制する可能性のあるメカニズムとして、癌研究者の間で注目されていた。自然の摂理では、分裂能力を失った細胞は、時間が経つにつれて生命の危機につながるような危険な突然変異を蓄積するのかもしれない。ヘイフリックは、胎児の正常な細胞と違って、癌細胞は分裂回数の限界の「壁にぶつかる」ことがないようだと気づいた時、このような考えを示唆した。

キャンピシは、ある時、老化を研究している2人の同僚から、彼らが作成している研究助成金の申請書に彼女の名前と研究テーマを加えさせてもらえないかと頼まれたことがある。「多分、すべてはったりだ。つまり、細胞老化は老化とは関係ない。でも、関係あると言えばいいんだ！」と2人は彼女に助言した。キャンピシは喜んでそれに従った。何にせよ、自分の研究に資金を出してもらえるというのは魅力的だった。

ヘイフリックは、細胞培養に関するさまざまな交流で、分裂回数の限界に達した細胞は「老いて」見えると述べていた。そして、彼が見ているものは、ヒトが年をとるとどうなるかを培養皿で再現しているのではないかと考えていた。結局、これは「老い」とは一体どのようなものなのかということについての極めて主観的な推測に過ぎず、仲間内で変人扱いされていた一握りの科学者たちだけが注目した。しかし、キャンピシは、細胞で研究を進めるうちに、彼女が目撃しているのは実際に老化のプロセスであるという証拠に興味を抱くようになった。しかも、これは独立した現象ではなく、彼女の研究テーマである腫瘍の抑制と密接に関係していたのだ。癌化と老化は、コインの表と裏のようだと彼女は考えていた。すなわち、老化は癌から身を守るために支払う代償であり、危険な細胞の増殖を抑えるために、ある一定の期間が過ぎると細胞分裂にブレーキがかかるというのが自然の摂理なのだ。

ここで、少し話が複雑になる。癌から私たちを守る仕組みは、潜在的に危険な細胞の寿命を制限しているテロメアだけによるものではない。日光による紫外線、酸化ストレス（フリーラジカル）、環境中の化学物質、危険なほど低い酸素濃度や栄養分、生体機能を妨害する異常なタンパク質など、他にも多くのものがＤＮＡを損傷し、細胞分裂にブレーキをかける可能性がある。それらは、「腫瘍抑制因子」と呼ばれる遺伝子によって制御される一般的な警報システムを作動させることによって、癌の発生を抑制するのである。これらの腫瘍抑制因子で最も有名なのが、単純にｐ53と呼ばれる遺伝子で、私たちのすべての細胞に存在する。

ｐ53とは、タンパク質の表記法〔分子量５万３０００のprotein＝タンパク質という意味〕で、その主な働きは、細胞が重大な誤りを犯すことなく成長したり分裂したりするように、常に細胞を監視することである。もし、分裂している細胞のＤＮＡが損傷しているという信号を受け取れば、ｐ53はその細胞の分裂を停止させ、修復チームを送り込んでから分裂を続行させる。損傷が修復不可能な場合は、この腫瘍抑制因子は細胞に自死するよう指示する（アポトーシスと呼ばれる細胞死のプロセス）か、あるいは永久停止状態、すなわち老化を誘導する。ｐ53は、ＤＮＡの完全性を保証するという重要な役割を担っていることから、１９７９年に、この腫瘍抑制因子を発見した４人の科学者の１人であるスコットランドのダンディー大学のデビッド・レイン*によって、「ゲノムの守護神」というニックネームを付けられている。この遺伝子が正常に働いていれば、癌になることは事実上不可能である。

「少なくとも研究室の培養皿の中では、老化細胞は極めて安定していることが証明されています。噂によれば、テキサスのある研究所では、何年もの間、培養皿の中で老化細胞を非常によい状態に保っていたそうです。細胞の世話をする技術者が栄養を与え過ぎたり、放棄したりするまでは！」とキャンピシは言う。老化細胞が生体内でどの程度安定しているのか、またどの程度持続するのかは、まだ誰にもわからない。しかしながら、科学者たちは、老化細胞が乳幼児から高齢者まであらゆる年齢の人々に見られること、さらに通常、老化細胞は免疫系によって認識され、定期的に除去されることを知っている。しかし、年齢が上がるにつれて免疫系も老化し、老化細胞を除去する効率が低下する。すると、まさに老化細胞がより多く産出しているように見える。こうして、老化細胞は年とともに私たちの組織に蓄積され、特に皮膚潰瘍、関節炎、動脈硬化などの加齢性疾患の関連部位に集積する。

「何が起こるかというと、こういうことなのです。私が教えている18歳の学生であれば、老化細胞は作られた瞬間にボコボコにされます。それが私くらいの年齢になると、『お電話ありがとうございます。こちらは老化細胞ヘルプラインです。免疫系の担当者がすぐにお伺いします。それまでの間、音楽でも聴いてお待ち下さい、そのままで！』とでもいうように、すぐには反応しなくなるのです」と、本書の序文で紹介した、ブライトン大学で老化細胞を研究しているリチャード・ファラガーは言う。

では、これらの細胞はどのようにして老化を積極的に促進するのだろうか？　老化細胞は死んでいるのではなく、機能不全に陥っている。老化細胞で代謝が続くと、細胞を支えているコラーゲンを分解する物質を周囲に分泌する。コラーゲン繊維は長く弾力性があり、肌のハリと若さを保っているが、これが劣化するとシワやたるみができてしまう。また、劣化したコラーゲンには隙間ができ、そこに潜んでいた前癌細胞が、ハリのある若い組織の時には抑えられていたが、増殖する場となる。組織内の細胞数はほぼ一定で、空きスペースを塞ぐ

＊他の3人は、米国ニュージャージー州にあるプリンストン大学のアーニー・レヴィン、フランスのヴィルジュイフにある統合がん研究所のピエール・メイ、米国ニューヨーク州にあるスローン・ケタリング記念がんセンターのロイド・オールドである。

大量の老化細胞の存在が、メンテナンスのために予備的に保存されている幹細胞による修復や再生を阻害する可能性があるという説もある。すなわち、老化細胞は飼い葉桶の中の犬のようなもので、幹細胞を排除しているのである。もし、幹細胞がＤＮＡ損傷を受けて老化したのであれば、その影響は同じで、細胞や組織のメンテナンスがうまくいかなくなる。

幹細胞は、さまざまな組織中で小さなポケット、すなわち「ニッチ〔隙間〕」を占め、そこで修復のために呼び出されるのを待っている。ニッチの環境は、幹細胞を新鮮で健康に保つために重要である。そして、幹細胞のいずれかが老化すると、環境が変化したりニッチにある他の幹細胞の機能を損なう可能性があるという証拠がある。血管壁における老化細胞は、血管の細胞であることを忘れて骨の細胞になる傾向があり、カルシウムの沈着物を残して血管を硬くし、脳卒中や心臓発作のリスクを高める。

しかし、老化細胞が老化を促進する最も重要な方法の1つは、慢性的な炎症と考えられている。この現象は老化のプロセスの中心的存在として広く知られており、「炎症老化（inflammaging）」と呼ばれている。これらの機能不全に陥った細胞によって分泌される物質には、炎症性サイトカインと呼ばれる低分子が多く含まれる。「これらは、感染症やけがをした時に作られる正常なタンパク質です。炎症性サイトカインの主な働きは、他の分子を組織に引き寄せ、傷口をきれいにしたり侵入してきた細菌を殺すことです。そして残念なことに、これらの応答した分子の働きによって酸化的なダメージが生じるのです」とキャンピシは説明する。

老化細胞の悪影響を考えると、分裂中の細胞が修復不可能なほど損傷していることが明らかになった時、腫瘍抑制因子p53は、老化を誘導するのではなく、なぜ自動的に自死メカニズムであるアポトーシスを引き起こしたり、細胞をリサイクル箱に放り込んだりしないのだろうかという明確な疑問が生じる。「その通りです！　その疑問は長い間、私を悩ませていたのです」。キャンピシは、私がカリフォルニア州にあるバック研究所に彼女を訪ねて、その研究について話を聞いた時にこう説明した。

文献上では、おそらく老化細胞にはよい面もあるのではないかと示唆されていた。そこで、キャンピシと同僚たちは、老化細胞を詳しく調べてみた。そして、コラーゲンを分解する分子や炎症性サイトカインだけでなく、組織の修復や再生を促す分子である成長因子も分泌されていることを突き止めた。研究チームはすでに、傷を治すために私たちの体が炎症反応を起こす必要があることを知っていた（だから、切り傷を作った時、傷の周囲がしばらくピンク色になり熱くなるのだ）。そこで、老化細胞が傷の治癒に積極的に関与しているのではないかという直感を確かめるため、キャンピシの研究チームは、あるタンパク質を発現すると老化細胞が光るようなトランスジェニックマウス〔人為的に外来遺伝子を導入したマウス〕を作製し、体内の他の細胞と容易に識別できるようにした。そのマウスの背中に小さな傷をつけたところ、案の定、傷のある場所に老化細胞が集まっていることがわかった。この老化細胞を除去すると、傷の治りが非常に遅くなった。

研究者たちはその他にも、皮膚の傷口にある細胞が作る成長因子の種類を正確に発見した。この発見の意味を検証するために、実験マウスの皮膚の傷の周りの老化細胞を除去した。彼らは、マウスの傷がなかなか治らず、明らかに何か重要なものが欠けていることに気がついた。そして、老化細胞から供給されるはずの成長因子を軟膏として塗ってみた。すると、傷はちゃんと治ったとキャンピシは言う。

これまで研究者たちは、皮膚の傷の部位にある老化細胞に注目してきた。しかしながら、老化細胞はすべて同じではなく、体内のどこにあるか、どのような組織や臓器に由来するかによって異なる。キャンピシは、例えば肝臓や腎臓にある老化細胞も、これらの臓器の傷の治癒に重要な物質を分泌するのではないかと考えている。その証拠となるようなことがある。マクシミナ・ユン率いるロンドン大学（ＵＣＬ）の科学者たちは、サンショウウオが切り落とされた手足を丸ごと再生する仕組みを解明しようと研究している。その結果、老化細胞が再生する手足の芽に蓄積し、後のプロセスで効率的に除去されることを発見した。彼らは、老化細胞が再生に積極的な役割を果たしていると確信しており、その直感は両生類の胚の正常な発育には老化細胞が必要であり、これを除去すると孵化した仔に欠陥が生じるという、ごく最近の研究成果によっても裏付けられた。研究者たちは、マウスでも同じことを発見している。すなわち、老化細胞は発生における組織の再構築を助けるというのである。「これはまた両刃の剣ですね」とキャンピシは言う。老化細胞は組織の修復を促進し、健全な発生のために必要なようである。「しかし、その辺にとどまっていては困るのです」

これが重要な点で、なぜなら加齢に伴ってこれらの老化細胞が滞留するようになるからである。その理由も期間もまだ誰にもわからないが、その持続的な分泌物が免疫系への信号を出し続けるので、慢性的で低レベルの炎症の原因となる。ジュディス・キャンピシと同じように老化細胞に特別な興味をもっている、英国にあるオックスフォード大学の生化学准教授リン・コックスは言う。「免疫細胞が組織に入り込むところを見たことがあるかしら？　それらは実際に細胞間の通路を壊しているのです。例えば、血管の外から中へ通り抜けようとすると、その構造を壊してから通り抜けるのです。本当にすごいことです！」

通常、若い人の白血球は損傷部位に到達するためにほぼ直行するとコックスは説明する。ところが、英国バーミンガムの研究者たちは、高齢者の免疫系細胞は方向感覚を失い、損傷部位に向かって組織内をジグザグに進み、その進路沿いに傷害をもたらすことを明らかにしたのである。「つまり、高齢者の場合、老化細胞が炎症性サイトカインを放出するために炎症がより強くなるばかりでなく、免疫細胞が損傷部位に到達する際に傷害を与える原因となるのです」とコックスは述べている。

リン・コックスは、米国のジュディス・キャンピシと同様に、癌研究の分野から細胞老化の研究に取り組んできた。小柄で活発な彼女は、明るく陽気で熱意にあふれた性格で、見る者を彼女の世界に引き込んでいく。コックスは、物心ついた時から科学に興味をもっていたと、私がオックスフォード大学に彼女を訪ねた時に話してくれた。「母に言わせると、私はまだその言葉を口にする前から、いつも『実験』をしていたそうです。まだ小学生だった私は、天気図を描くために、近所のおもちゃ屋に塩化コバルトを買いに行ってもらったのです。この化学物質は青色で、湿気を帯びるとピンク色になるので、この絵から天気を予測することができるんです。私がどこからこのことを知ったのかは、天のみぞ知る！ってね」と彼女は笑う。また、幼い頃に実家の居間でアンモニアで遊んでいたら爆発が起こり、ガラスがたくさん割れたことも覚えているそうだ。

コックスのキャリアは、ダンディー大学のデビッド・レインの研究室で、彼が１９７９年に共同で発見した腫瘍抑制因子ｐ53の研究に携わることから始まった。彼女の初期の研究のテーマは、ｐ53遺伝子がどのように細胞の複製を「監督」しているかに置かれていた。ｐ53は、細胞ネットワークの中心にあるマスタースイッチである。ｐ53は、損傷を受けた細胞から信号を受け取り、それに応答して一連の遺伝子のスイッチをオンにし、そのプログラムを実行する。コックスが最も興味をもったのは、ｐ21という遺伝子である。この遺伝子は、損傷を受けた細胞を自死ではなく、「分裂停止」という道に導く役割を担っている。もし細胞のＤＮＡがそれほど損傷していなければ、ｐ53はｐ21の活性を短時間で発現させ、細胞分裂のプロセスを完了する前に、細胞を修復させる時間を与えるのである。しかし、もしＤＮＡ

がひどく損傷した場合には、ｐ53はｐ21を強力に活性化して、細胞を永久に停止させる、つまり老化させるのである。

老化細胞による損傷を防ぐ方法については、2つの考え方がある。1つは、老化細胞を死滅させ、再利用するためのセノリティクス（senolytics）として知られる薬剤〔老化細胞除去薬〕を開発することである。もう1つは、細胞を若返らせて再び正常に機能できるようにする方法である。それぞれのアプローチには、長所と短所がある。近年、米国のジュディス・キャンピシをはじめとした世界中の多くの研究室において、マウスのさまざまな部位で老化細胞を死滅させることに成功した。「病気の誘導下でそれを行うと、老化細胞を早い段階で強制的に死滅させれば、マウスは重い病気にならないことを示すことができます。そして、場合によっては、病気が進行した後でも、老化細胞を強制的に死滅させれば、ある程度の改善が見られます。組織にもよりますし、病気にもよるのです」とキャンピシは言う。

キャンピシの研究室では、マウスの関節炎への効果を調べ、数週間から数か月後には損傷した関節が修復の兆しを見せ、マウスが足を引きずらなくなることを発見した。また2016年には、米国にあるメイヨー・クリニックの研究者たちが、同じくマウスを用いて、セノリティクスを繰り返し投与することで、心血管疾患の原因となる血管内のカルシウム沈着を除去、または防止することに成功したと発表した。これによって、動脈硬化の患者にとって現在唯一の選択肢である手術に代わる、あるいはそれを補完する新しい治療法につながることが期待されている。

オックスフォード大学のリン・コックスによれば、別の除去法は、老化細胞が通常は細胞死に抵抗性があるというメカニズムに手を加えて、強制的に自己破壊させることである。この方法は中年マウスで行われ、その効果は目を見張るものがあるという。しかし、一般にセノリティクスに対する心配は、本当に年老いた動物あるいは老化細胞だらけの人間に使った場合に、何が起こるか誰にもわからないということである……気持ちがひるむのは、このような戦略は破滅をもたらすかもしれないからだ。

また、ダメージを抑えようとすると、老化細胞がもっている役に立つ機能（極めて重要なものもあれば、まだ発見されていないものもあるかもしれない）に手を加えてしまうというリスクも常にある。例えば、皮膚細胞についてである。皮膚細胞は、私たちの体の外側を覆っており、内外の環境との接点を形成している。そのため、特にダメージを受けやすく、メンテナンスのために細胞分裂が盛んに行われている。皮膚細胞が、ダメージの信号を受けた時に死滅するのではなく、むしろ老化するように仕向けられているのは、私たちを支えている細胞をあまり多く失うわけにはいかないからであろう。

では、コックスが述べた2つ目の選択肢はどうだろう。単純に老化を逆転させ、細胞が再び正常に機能するようにすることである。研究者たちは、培養皿の中のヒト細胞でｐ53とｐ21のスイッチを切ることによって、これを実現した。ｐ53とｐ21は、分裂している細胞を老化に追いやるだけでなく、その「停止」状態を維持する役目も果たしているのだ。これらの遺伝子を操作することによって、科学者らはヘイフリック限界を無効にし、細胞が危機的状況に陥るほどダメージを蓄積するまで、決定的に短いテロメアのままで細胞を保つことに成功したのである。しかし、この戦略は本質的に癌抑制システムのスイッチを切ることであり、最大の危険は、無制限にダメージを受けた細胞が癌化する可能性があることだ。

老化細胞の若返りのためのまた別の戦略も、危険性をはらんでいる。それは、テロメラーゼ（ほとんどの体細胞では活性化していない）をオンにして、切断されたテロメアを再構築するというものである。しかし、このアプローチに対して、「私には心配です」とコックスは言う。「中年マウスでテロメラーゼをオンにすると、若返るのです。筋肉量が増え、腸内環境も改善され、（実験上では）脳のサイズも大きくなったような気がします。しかし、もしそのマウスに前癌細胞〔まだ癌細胞になる前の前駆細胞〕があると、非常に急速に、非常に攻撃的になってしまうのです」。健康な組織と効率的な免疫系によって監視されている前癌細胞が私たちヒトにもよく見られることを考えると、テロメラーゼに関するコックスの警告は、実に的確である。

彼女と研究チームは、細胞の機構で中心的な構成成分を標的とする薬剤を用いて、まったく別の若返り方法を研究している。この成分はＴＯＲ〔詳細は後述〕と呼ばれる酵素で、細胞が体内のあらゆる働きを遂行するタンパク質を合成するのを助け、特に早く分裂する細胞でその活性が高く、分裂準備を手助けしている。ＴＯＲの働きが長過ぎたり強過ぎたりすると、細胞は老化に追い込まれる。しかし、もしＴＯＲを阻害すれば、タンパク質の産生が遅くなり、使い古された成分を再利用するハウスキーピングプログラムが作動し、老化細胞が再び若返るとコックスは言う。研究チームは、この戦略を培養皿で試している。「私たちは、ひどく老化した細胞を活性化し、再び若く見せたり、再び若く振る舞ったり、増殖を続けさせることができる薬剤をいくつかもっています……もし見たいなら、インキュベーターにいくつか置いてありますよ」

確かにそうだ。百聞は一見にしかずである。そこで、私はコックスの後について廊下に出て、白衣を着て、彼女がインキュベーターから取り出した一連のスライドを高性能な顕微鏡でのぞき込んだ。若い人から採った正常な皮膚細胞があり、それから高齢者の皮膚から採った老化細胞があった。後者は、実際に比較してみると古くてみすぼらしく見えた。それはまるでフライパンの上に割られた賞味期限切れの卵が、新鮮な卵のようにしっかりと形を保つことができずに表面全体に広がる様を思い起こさせた。それから、奇跡的に元気になった、若返った細胞があった。

ジュディス・キャンピシの研究グループが開発した、老化細胞だけを染める青い色素を使うことで、コックスと彼女のチームは、薬剤を投与しながら細胞の運命を追跡することができるようになった。薬剤を投与する前は、培養した皮膚細胞の65％が青く染まり、老化していることを示していた。しかし、投与1週間後には、青く染まっているのは15％だけで、残りの細胞は若々しく分裂を続けていた。興味深いことに、この薬剤の投与をやめると、老化細胞は次第に元の老化した状態に戻っていった。その上、この科学者たちは、細胞を老化させたり若返らせたりと切り換えることができ、しかもその多くは通常の細胞の限界をはるかに超えて、何世代にもわたって維持することができたのである。

コックスと彼女のチームが使った薬剤は、米国国立衛生研究所の科学者たちが、アンチエイジング化合物の探索中に、マウスの平均寿命を約12％延長すると同時に健康状態も著しく改善することを発見した２００９年以来、老年学界を大いに沸かせている薬剤をモデルとしている。ラパマイシンは、すでに市販薬の戸棚にある。免疫調整剤として、移植された臓器の拒絶反応を弱めるために、従来から使われているものである。ラパマイシンは、イースター島で発見された土壌細菌ストレプトマイセス・ハイグロスコピカス（*Streptomyces hygroscopicus*）によって作られる化合物で、１９７２年に初めて単離された。当初は抗真菌薬として開発され、イースター島の現地語名であるラパ・ヌイにちなんで、ラパマイシン〔抗真菌薬を含む抗生物質の接尾語 -mycin は、放線菌に由来することを示す〕と名付けられた。ラパマイシンは、今日世界中の研究室で、老化のプロセスに対する複数の効果を検証するために使用されている。

２０１３年、バック研究所の研究者たちは、例えば私たちヒトと同じように、高齢になると心臓が肥大し、心臓壁が厚くなり、血圧が高くなるという問題を抱えた高齢マウスが、この薬を3か月間投与しただけで、心機能と全身状態の著しい改善を示したと報告した。それに比べて、未治療の実験マウスはさらに衰えていた。

しかしながら、ラパマイシンの欠点として便秘や足首の腫れ、血中コレステロールや糖の異常な高値、2型糖尿病のリスクの増加など、多かれ少なかれ厄介で深刻な副作用をもたらす可能性が挙げられる。また、免疫系を抑制することで、移植された腎臓の拒絶反応を回避するには非常に役に立つのだが、感染症にかかりやすくなる可能性もある。

2013年の時点では、このラパマイシンがどのように作用して高齢マウスの心臓に効果をもたらすのか、TORネットワークを除いては、そのメカニズムはわかっていなかった。TORネットワークとは、ラパマイシンの細胞に対する中心的機構の一部で、コックスのチームが老化細胞の若返りの標的とし、私が彼女らの研究室でその様子を見せてもらったものである。（実際、TORは「target of rapamycin（ラパマイシンの標的）」の略である。）しかし、さらに研究を進めると、組織に大きな破壊をもたらす老化細胞からの分泌物を抑制したり、変化させたりすることが明らかになった。また、オートファジーと呼ばれる自然な循環プログラムのスイッチを入れることで、損傷した細胞を解体し、その成分を回収してそれに代わる新しい細胞のための材料を作る働きもあるようである。

2015年、キャンピシのチームは、バック研究所など他の研究者と共同で、ラパマイシンの投与量を操作して断続的に投与することにより、創傷治癒に必要な分泌物を阻害することなく、老化における大敵の炎症反応を引き起こす分泌物の成分を選択的に阻害できることを発見した。炎症反応は非常に複雑で、一度中断されると細胞が再び炎症を起こすのに長い時間がかかるため、このように断続的投与が有効であることがわかったのである。重要なのは、このような投与法は副作用のリスクを抑えることができるという点である。「癌を含む加齢性疾患の治療にパラダイムシフトをもたらす可能性があると考えています。残りの人生ずっと、副作用のあるものを毎日飲み続けるのとは対照的に、数年に一度、数日あるいは数週間だけ錠剤を飲むという可能性を想像してみて下さい。これは、老化に伴う不調にどう対処するかについての、新しい考え方です」と、キャンピシは研究結果を発表した時に語っている。

同じ年に、米国にあるワシントン州立大学の研究者たちは、ラパマイシンを使った臨床試験に、人々のペットである犬の登録を始めた。人類の最良の友である犬の老化を遅らせたり、健康を改善したりすることは、マウスやショウジョウバエ、線虫での研究とは異なり、人々の共感を得やすいだろうし、うまくいけば、老化研究に対する広い支持を集めることができるというのがその理由である。一般に小型犬より寿命が短いとされる大型犬で、中年の犬がほんの一握りだけ集められた。この試験の目的は、薬の安全性を確認することであり、これまでのところ安全であることが証明されている。次の段階では、この薬の長期にわたる使用と老化に伴うさまざまな疾患を遅らせる効果を検証する予定である。

線虫、ショウジョウバエ、マウス、そして最近では犬といった動物モデルから、私たちは老化細胞やその操作法について多くのことを教えられてきた。しかし、ヒトではどうだろうか？　老化細胞が私たちに何をもたらすかを知るには、早老症の患者に注目する必要がある。

第5章

Old before their time

老い先短いヒトの早老症

ある寒い1月の午後、ロンドンの古いホテルのさらに古めかしい部屋で、私はマーク・ジョーンズ*と彼の母親パットに会って、一緒にお茶を飲みながら話を聞いた。

現在30代後半のマークは、鳥のような顔立ちをした身ぎれいで小柄な男性で、喉頭炎にかかったような甲高くかすれた声の他に目立つようなところはない。しかし、彼は未熟児ではなかったものの体重が約1・8キログラム（4ポンド以下）〔1ポンドは約0・45キログラム〕と小さく生まれたため同級生に追いつくことができず、思春期になっても通常の成長が見ら

*本名ではない。本人および家族のプライバシーを守るために、変更されている。

れず、現在の身長は約160センチメートル（5フィート3インチ）（1フィートは約30センチメートル、1インチは約2・5センチメートル）である。マークは、皮膚のトラブル、腱や関節のこわばりや痛みに生まれてからずっと悩まされてきた。時々、関節が腫れ上がってベッドから出られなくなることもあるという。「15年前から松葉杖を常用しているけれど、時々片方の足が言うことを聞かなくなって、本当に本当に痛くて曲げたり動かしたりできないので、松葉杖を使わざるを得なくなるのです」と彼は話した。

このようなエピソードは、もともとスポーツが好きだった彼にとってはつらいもので、体の許す限り再び日常生活でできることを見つけ出そうとしている。31歳の時に、2度目のロンドンマラソンを走ったが、古傷である膝の腱が音を上げてしまい、コースの半分を歩かざるを得なかった。彼は、両眼の白内障治療と人工股関節置換術を行い、皮膚の手入れにも気を配っている。特に足と手にはつっぱり感があり、寒さには超敏感だ。

マークは何年も前から、症状が出た時には医師の診察を受け、時には専門医に紹介されて検査を受けたが、問題の原因となるようなものは見つからなかった。スポーツをしているせいかもしれないという、根拠に乏しい指摘もあった。診断が難しいことおよびマークがまれな疾患であることは別として、問題はどの病院でも症状別に治療が行われることだった。職場での定期健康診断を受けるようになって初めて、誰もが大局的な見地に立つように、本人や家族を悩ませ続けてきた疑問に対する答えを得ることができたのだ。

マークは、長年にわたって治療を受けてきた病状をすべて挙げるように言われた。「私の健康診断をしてくれた人は、とても関心をもったようでした！　彼女は『ああ、これにはもっと何かある……誰かこれらの症状をとりまとめて結論を出そうとした人はいましたか？』と言っていました」とその時の様子を語ってくれた。彼は、リウマチ専門医を紹介されて詳しい病歴を尋ねられ、丁寧に診察してもらい、そしてウェルナー症候群の可能性を示唆された。そのリウマチ専門医はＤＮＡ検査を勧め、マークの血液サンプルは英国での遺伝子検査に送られ、さらに最終的な分析のためにオランダに送られた。それが２０１５年10月のことで、マークは２０１６年４月、最終的に早老症の１つであるウェルナー症候群の確定診断を受けた。

「面白いシナリオです。というのも、『よし、これで病名がついたから大丈夫だ、処置することができるから』と普通は考えるでしょう」と彼は振り返る。「しかし、よく調べてみるとそうではないことに気づくのです……薬を飲んで治るというものでもない。だから、ある意味で心配ではあったのですが、『よし、どうなるか様子を見よう』と思ったのです」。彼はインターネットで情報を集め、ウェルナー症候群の生存率（平均寿命46歳）、経験する可能性のある症状（骨密度の低下による骨粗しょう症、心血管疾患、早期発症の癌、および皮膚・筋肉・腱の萎縮などを含む）、容姿への影響などについて読むと、さらに不安が増した。ウェルナー症候群の人は早期に白髪や脱毛症になる傾向があり、皮下脂肪が減少するために顔がつっぱって手足が棒のようになるのに、体幹はずんぐりしてくる。「いつも最悪のシナリオを考えるのです」とマークは述べた。「私にはあと8年しか残されていないように思われたのです。まだ南米に行ったことがないとか、中国の万里の長城を歩いてみたいということを考えています……」

英国のブライトン大学でウェルナー症候群を研究しているリチャード・ファラガーは言う。「ウェルナー症候群の主要な特徴の1つは、細胞の増殖能力が大幅に低下していることです。レナード・ヘイフリックは、１９６０年代に、正常なヒト細胞には増殖の限界があり、その分裂限界は約50回であることを証明しました。ウェルナー症候群の場合、患者の培養細胞の90％以上は分裂回数が20回以下になります。そう、これが細胞増殖における大きな違いです」。特に、指数関数的に増大するような細胞数に関して考えると、組織の修復や維持に利用できる細胞の総数は２の分裂回数乗になるとファラガーは説明する。「つまり、通常は２の50乗ですが、ウェルナー症候群の人の場合は２の20乗なのです。これは大きな違いです。２倍の違いではなく、30乗分の違いです。私が計算したところ、生涯で約１１２５キログラム（２４８０ポンド）の細胞に相当します」

ファラガーは、ウェルナー症候群の患者に見られる臨床症状のほとんどは老化細胞の蓄積によるものであり、それらは年齢とともに低下する免疫系のもつ老化細胞除去能力を上回った結果であると確信している。

ファラガーは、1990年代初頭にこのテーマで博士号を取得して以来、ウェルナー症候群の研究を続けている。彼の老化研究の分野への旅は、6歳の時に家庭にあった古い白黒テレビで、ヘイフリック限界について語るBBCのドキュメンタリー番組を見たことから始まった。「あのドキュメンタリーは、すべての科学ドキュメンタリーがやっていることを伝えていました。一方で『魅力的ですごいでしょ!』、他方で『こんばんは、子どもたち、科学者は問題を解決しているのですよ。癌の特効薬はもうすぐ出てきます……!』というように」と彼は思い出を語った。ファラガーは夢中になった。それ以来、彼は科学者になりたいと思うようになった。「しかし、老年医学の道に進む人を示す要件を私も満たしていることに気づいたのです」と彼は言う。「なぜなら、私の両親は……私たちは、家を失って祖父母と一緒に暮らしていました。そして、高齢者と生活することは、とてもとても強力な指標となります、彼らを地獄から来たゆがんだ変種のように見るのではなく、ね。彼らは、現実の人間です。そして、私は祖母と非常に仲が良かったので、とてもとても楽しかったですね」

ファラガーがインペリアル・カレッジ・ロンドンで生物学の学位を取得した1980年代、老年学という分野はわずかに存在するだけで、老化の生物学に関する文献は極めて乏しいものだった。しかし、ロンドンの有名な書店フォイルズ(Foyles)の書棚を物色していた彼は、

『*Studies in Biology 151: Ageing*』という小さな本を発見した。彼は、この本を友人を訪ねて海岸へ行く長距離バスの旅の途中、ワクワクしながら読んだ。その本には、ハッチンソン・ギルフォード症候群という幼い子どもで早老の原因となる疾患、およびウェルナー症候群という思春期頃まではっきりした症状があらわれない疾患についての一節があった。ファラガーが特に興味をもったのは、それぞれが単一遺伝子の変異によって起こると考えられていたことだった。当時は、どの遺伝子が関与しているのか誰も知らなかったにもかかわらずである。当時は、多くの深刻な遺伝性疾患の背後にある変異遺伝子を探す科学者たちが、嚢胞性線維症や筋肉を消耗するデュシェンヌ型筋ジストロフィーのような疾患で成功をおさめていた時期である。ファラガーは、自分が本当にやりたいことはウェルナー症候群の研究であり、突然変異を起こすと「老化のような厄介な複数の特徴」を人にもたらす遺伝子を見つけることだとすぐに決心したのである。

ファラガーは1994年に博士号を取得したが、結局はわずかの差で先を越されてしまった。というのは、1996年に米国シアトルにあるワシントン大学のジョージ・マーティンらが、ウェルナー症候群の原因遺伝子を発見したのだ。WRNとわかりやすく名付けられたこの遺伝子は、細胞分裂の過程でゲノムがコピーされる際にDNAの2本鎖をほどく酵素の遺伝情報であることが判明したのである。しかし、ファラガーが博士論文の研究中に発見したのは、ウェルナー症候群の細胞寿命がこれほど短いのは、通常のヒト細胞に比べて3~5

倍も老化しやすいからだということであった。テロメアが細胞分裂のたびに短くなることで、細胞の正常な寿命であるヘイフリック限界を計っているというのは、前の章で見た通りである。ウェルナー症候群の細胞では、テロメアは通常よりも速い速度で短縮し、通常の細胞よりも早くあるいは長くアラーム信号を発する引き金となっているようである。

テロメアとの関連、またこのように一部の組織中でテロメアを補充する酵素であるテロメラーゼとの関連は、ウェルナー症候群のもう1つの不可解な特徴に光を当てている。すなわち、ウェルナー症候群は通常の老化とは異なり、全身に影響を与えるわけではない。「免疫系や神経細胞は影響を受けていないようです。つまり、ある組織は非常に深刻な影響を受け、ある組織はまったく影響を受けないという興味深いモザイクがあるのです。では、一体何が起こっているのでしょう?　要するに、テロメラーゼがオンになっている組織はウェルナー症候群の影響に対してかなり保護されているけれども、テロメラーゼが打ち消された組織は保護されずに典型的にひどい影響を受けていることが判明したのです」とファラガーは言う。

しかし、テロメアは物語の半分に過ぎない。染色体の保護部位であるテロメアの異常な挙動だけでは、ウェルナー症候群の細胞の異常な老化率を説明することはできない。前の章では、太陽光由来の紫外線やフリーラジカル、有毒な化学物質などＤＮＡに対するあらゆる種類のダメージが、細胞の活動を停止させることを見てきた。ウェルナー症候群の細胞は、あらゆる原因からのダメージ信号に対して通常より感受性で、すぐに細胞活動にブレーキをかける準備をしていることがわかった。しかし、なぜだろう?

私に顕微鏡で老化細胞を見せてくれたリン・コックスは、この重要な問題の答えの一部を偶然に発見した。彼女は、スコットランドのダンディー大学で癌の研究に携わっていた頃から、細胞分裂や複製のメカニズムに興味をもっていた。彼女が特に注目しているのは、DNAの鎖に沿って滑るように動く、小さなタンパク質でできた酵素の一部で、この酵素が2本の新しい鎖の生成を指揮し、その作業を行うために他のタンパク質を引き寄せたり、反応の残骸を片付けたりしているのである。

コックスは、1996年にニューヨーク近郊のコールド・スプリング・ハーバー研究所で開催された細胞複製に関する会議に出席した際、この発表会場の端にある展示ボードに、興味深い発見を示すために貼り出すように招待された研究グループのポスターを見て歩いていた。その中で、ウェルナー症候群の原因遺伝子の発見を、WRN遺伝子に変異がある人は早く老いるという観察結果を含めて伝えるポスターに出会った。説明もなく、理由を示す理論もなく、ただ観察結果を示しただけのものであった。通常、大きな科学の集会では何百枚ものポスターが掲示されるので、コックスは、このポスターを簡単に見逃してしまうこともあり得た。しかし、このポスターの前で立ち止まった彼女は、すぐに興味をそそられた。彼女は、自分が研究していた小さな分子装置である複製「プラットフォーム」を構成するタンパク質の遺伝子配列を暗記しており、WRNは見慣れたコードをもっているように思えた。W

RNは、複製に重要な役割を果たすタンパク質の1つなのだろうか？

オックスフォード大学にある研究室に戻ったコックスは、実験して彼女の直感を試してみたところ、それが正しいことがわかった。基本的に、このWRNタンパク質がどのように作用するかというと、通常の場合、DNA鎖に沿って進む複製プラットフォームが損傷部位にぶつかると、停止してプラットフォームに取り付いているWRNタンパク質に信号を送る。WRNは小さな分子のハサミをもっており、それを使って損傷部分を切り取るとその部分が脱落し、複製プラットフォームはDNA鎖に沿って進むことができるようになる。しかし、WRN遺伝子に欠陥がある場合、WRNタンパク質はその呼び出しに応答することができず、全体の複製プロセスが停止し、細胞にとって破滅的な結果をもたらす。

リチャード・ファラガーは次のように説明する。「複製プラットフォームは、少し自転車に似ていて、DNA鎖上を移動し続けていれば安定していますが、もし長く停止させられると全体が崩れてしまうのです。DNA修復酵素が働いて損傷部位を修復しますが、構造全体が崩れてしまった場合、通常は欠失によって解決されます。だから、DNAの大きな塊が失われることもあるのです」。そうすると、小さな染色体の切断や異常がたくさんある細胞になり、抗癌機構に警告を発して、細胞は「老化に突入する」のである。

マーク・ジョーンズの関節、腱、背中の痛み、そして皮膚の問題の原因は、これらの老化細胞によって引き起こされた慢性炎症なのだ。彼が最近診断された糖尿病や、彼の仲間であるウェルナー症候群の患者が苦しんでいる他の多くの症状にも、炎症が関与しているのである。これは、「炎症老化（inframmaging）」の大規模なものであり、ウェルナー症候群を研究している老年学者たちは、この疾患をヒトの老化がどのように進行していくかを示すモデル（通常は、よりゆっくりとしたペースであるが）として捉えている。彼らは、ウェルナー症候群の細胞内のカオスがどのようにして老化の引き金となるのか、つまり、ウェルナー症候群の細胞がどのようにして苦痛の信号を発し、悪影響が出始めたら永久に停止するような一連の反応を引き起こすのかを解明した。この一連の反応の先頭にあるのが、p38MAPK＊というありふれた名前をもつタンパク質である。p38MAPKは、細胞内信号伝達経路の下流にいる反応因子の活動をコントロールし、前章で紹介した炎症性サイトカインの合成を促進する。炎症性サイトカインは免疫系を活性化し、だらだらと活性化し続けさせて慢性的な炎症の原因となる。

＊＊＊

関節リウマチ、乾癬、クローン病のような炎症性疾患におけるp38MAPKの役割は以前から知られており、多くの大手製薬会社がこうした疾患の治療薬として安全かつ効果的な阻害方法を見つけるべく、しのぎを削っている。しかしながら、ウェールズにあるカーディフ大学のデビッド・キプリングらは、細胞老化へのp38MAPK関与の全貌を最初に見たのであった。p38MAPKは単に炎症を促進するだけでなく、ストレスに応答し、したがって細胞を停止させて老化を引き起こすという一連の反応において主要な役割を担っているという。これは、少なくともウェルナー症候群の患者には当てはまり、おそらく私たち全員にも当てはまるだろう。

その直感を証明するために、ウェルナー症候群の患者細胞にｐ38ＭＡＰＫを阻害する薬剤を使って、その効果を確認することになった。市場性の高い薬の開発には大きなリスクが伴うため、大手製薬会社はその手の内を見せず、当時は化合物の公開に消極的だった。そこでキプリングは、現在英国にあるサセックス大学の有機化学の教授であるマーク・バグリーに助けを求めた。

私がイースト・サセックス州ブライトン郊外の緑豊かなキャンパスにある彼の研究室を訪ねると、「問題の1つは、ｐ38ＭＡＰＫはノックアウトできないタンパク質であり、多くの細胞内プロセスで絶対的に重要だということです」とバグリーは言った。「デビッドが興味をもったのは、このタンパク質が生きるために不可欠であること、そしてウェルナー症候群の病態に関与していること、つまり老化の促進に関係していることを証明することだったの

＊p38 mitogen-activated protein kinase の頭文字をとったものである〔ｐ38分裂促進因子活性化タンパク質キナーゼのことで、ストレス刺激を受けた細胞で活性化される分子量約3万8000のリン酸化酵素の一種〕。

＊＊乾癬とは、皮膚上に赤く、はがれやすく、カサカサして銀色の鱗屑で覆われたかゆみのある部位を生じる皮膚疾患である。通常、肘、膝、頭皮や腰にあらわれるが、他の部位にもあらわれることがある。

＊＊＊口から肛門までの消化管のあらゆる部分が侵される可能性のある、炎症性腸疾患の一種。

です。ここでの疑問は、普通の人でも、特定の出来事をきっかけに同様の老化の促進が起こるのか？　テロメアが短縮する前に、ストレスが引き金となって細胞老化が早まってしまうのだろうか？　ということでした」。非常に重要な疑問は、トニー・ブレアやバラク・オバマのような著名な人物が、それぞれ英国と米国の政府首脳に就任した時は爽やかな顔立ちで若々しかったのに、数年後に退任する頃には悩み疲れ、白髪混じりのますますやつれた様子になっているのを見て、仕事のストレスが原因ではないかと、不思議に思わない人はいないのではないだろうかということである。

「当時はカーディフ大学にいましたが、医科大学と伝統ある大学が合併したばかりで、共同研究の新しいチャンスが開かれました」と、赤毛のふさふさした髪にボサボサの髭をたくわえ、大柄で笑顔の素敵な男性であるバグリーは言った。「突然のメールだったんです。それで、デビッドと私はコーヒーを飲みながら会うことにしました……科学者が共同研究する時には、仲良くなること、話ができることがとても大切です。そして、私たちは見事に仲良くなりましたよ」。バグリーは、キプリングが自分の化学実験室で十分な人数を雇えるだけの資金があるのであれば、p38 MAPKを阻害する化合物を研究することに同意した。

この特定のタンパク質に特異的な化合物を開発すること、つまり、例えばウェルナー症候群の細胞でのタンパク質同士のやりとりのうち、不協和音を一音だけ消すことができるような化合物を開発することは、実に骨の折れる作業であった。p38 MAPKは非常に多くの細胞内プロセスに関与しているため、バグリーらのチームは、細胞に大きな損害を与えることなしに、このタンパク質を単純にノックアウトすることができなかった。バグリーら科学者が使用していたウェルナー症候群の細胞は大変貴重なもので、発症者がとても少ないために供給量が極めて限られていた〔ウェルナー症候群の発症率は世界各地で平均5万～20万人に1人で、特に日本人に多いとされる〕。彼らが研究室で培養していたこれらの細胞は、その過程でかなりストレスを受けていた。しかも、それぞれ寿命におけるステージが異なっていた。さらに、異なる個々の患者由来のために遺伝的にもバラバラで、そのために例えば2つの細胞株が同一であるとは思われず、細胞生物学者にとって何が起こっているのかを解明するのは至難の業であった。

「私が思うに、私たちは約8～10種類の異なる化学的な阻害剤を合成しましたが、いずれもまずp38 MAPKを標的とし、次にp38 MAPKの下流で作用するタンパク質を取り除くことで悪影響をある程度回避できないかどうかを調べました。それから、他の信号伝達経路が関与していないことを確認するために、他の経路に阻害剤を処理することを試みました。この研究には、おそらく15年はかかったと思います」とバグリーは言う。

彼らの研究の結論は、ストレス応答に主要な役割を果たすp38 MAPKが、ウェルナー症候群の人々の早期老化に直接的に関与しているということであった。また、彼らの研究結果は、ある状況下ではストレスが、テロメアという細胞時計が切れる前であっても、細胞老化の引き金となって老化を促進させてしまう可能性を示唆している。しかし、キプリングとバグリーの研究室間での共同研究は、どのようにして老化が起こるかという重要な洞察を与えるだけでなく、ウェルナー症候群とともに生きている患者にとってすぐに役立つ実用的なものとなる可能性がある。

日本では、ウェルナー症候群と診断された人が地球上の他の地域よりも多く、この疾患は「創始者の変異」、すなわち、現在この変異遺伝子をもつ多くの人々の共通の祖先である1人の人物によって集団に持ち込まれたある変異が原因であろうと考えられている。リチャード・ファラガーは、日本の患者を治療している臨床医のグループと密接に協力しており、そして言う。「私は、彼らが実際に直面している問題を自分の目で見てきましたが、ひどく厳しいものです。彼らの平均余命〔ある年齢の人々がその後何年生きられるかという計算に基づいた年数〕はのびましたが、生活の質はよくありません」

目立つ問題は、踵にできた傷が治らないことである。多くの患者が潰瘍を発症し、典型的には両足や両足首に生じる。これは、皮膚の真皮層（皮膚の3層のうち、真ん中の層）が萎縮し、簡単に破れてしまうために起こる。潰瘍は骨まで食い込んでいく。患者の背中や腕から皮膚を移植して治療を試みても、通常は痛みを伴う手術で、また手術もむなしく最終的には足を切断し、車椅子での生活を余儀なくされる。

この研究の過程で、キプリングとバグリーは、p38MAPK阻害剤で処理したウェルナー症候群の皮膚細胞が正常に戻り、DNA損傷に対する極度の感受性が消失し、通常の細胞寿命を全うすることを発見した。ファラガーは、この化合物を患者の潰瘍に試してみることを強く希望している。大手製薬会社が開発したp38 MAPK阻害剤の多くは、すでに臨床で使用可能であり、リウマチ性関節炎を患う患者を対象とした治験において、錠剤で服用することによってその効果が証明されている。しかし、長期間の使用で(特に、肝臓への)毒性があることが判明したため、まだ薬局では市販されていない。ファラガーの意向としては、今後は日本にある医療コンサルタントと協力し、これらの化合物の1つを軟膏として潰瘍の縁に塗ってみて、潰瘍が癒着したりした場合にはすぐに治療を中止するような臨床試験を考えている。

「ぜひとも、そうしてみたいです」と彼は言う。「20年後には……患者さんが私たちを助けてくれたと考えていますし、ぜひとも現実的な結果を見たいのです。だって、私たちがやっていることは何ですか? 細胞の成長を正常化できるのです。ウェルナー症候群の患者では細胞老化によって引き起こされる問題が認められるので、私はそのメカニズムを解明したいのです」

しかし、ウェルナー症候群の皮膚細胞の複製能力を高める可能性について話をすると、彼は明らかに不満げにこう述べる。「いつもこのような質問をする人がいます。『癌のリスクについてはどうですか?』とね。それに対する私の答えは、あなたはどちらを選びますか?

両脚の切断か癌になるかもしれないリスクなら、どちらがいい？　あなたが決めることです、というものです。だから、最終的には何とかなるんじゃないかと、私はとても期待しているんです」

老化については、実験室の培養皿中の細胞の研究から多くを学ぶことができる。しかし、遅かれ早かれ、老化の学説は生きている生物で検証されなければならない。なぜなら、生体内では、細胞は常にお互いに会話し、そして互いの行動に影響を与え合っているからだ。ウェルナー症候群や他の早老症は、そのような洞察を与えてくれる非常に貴重な疾患であり、また、ヒトの代わりとして顕微鏡下の生物の生物学ではなく、ヒトの生物学という大きな利点もある。しかし、早老症にはある種の限界がある。1つは、早老症は単一の遺伝子の突然変異によって引き起こされるのに対し、正常な老化は複数の遺伝子がそれぞれ本来の働きをすることでもたらされる産物であるという点である。もう1つの限界は、どの早老症も全身には影響を及ぼさないということである。

特に、老化のモデルとしてウェルナー症候群の限界を示す重要なポイントは、当然のことながら、私たちの体のすべての細胞が絶えず分裂しているわけではないということである。

肝臓や腎臓の細胞のように、損傷を修復するために細胞活性を刺激された場合にのみまれに分裂するものがある。他方で、心臓、赤血球、脳や神経細胞を含む臓器の細胞は、非分裂系細胞として分類されている。したがって、細胞老化が老化を引き起こす唯一のメカニズムだということはあり得ない。たとえこのような複雑な現象の背後に、唯一のメカニズムが存在する可能性があるとしてもである。これから後の章では、老化に関する他の仮説や他のメカニズムについても見ていこう。その前に、ちょっとここで難しい推理から少し離れて、老化研究のドラマの中で最も重要な、ヒトではない役者たちのいくつかを紹介しようと思う。

Ming the Mollusc other models

第6章

ミンという名の貝とその他のモデル生物たち

「ショウジョウバエ？」と私のパートナーはいぶかしげに言った。「僕らの生ゴミの箱の周りを飛び回っている、ちっちゃなアレかい？」私は、ちょうど彼に老化のメカニズムならびに認知症、癌、心不全、糖尿病、炎症、視力低下など加齢性疾患について、ショウジョウバエ（学名*Drosophila melanogaster*）の研究からいかに多くのことを学んできたか話していたところだった。彼の疑問はもっともで、このような小さな生物を使って、科学者はどのようにして生と死の秘密を解き明かす研究をしているのだろうか？　私は、それを知りたい好奇心にかられた。

マール・カルメナは、30年近くにわたりハエの生物学者として過ごしてきた。彼女の主たる研究テーマは、非常に複雑な発生プログラムに忠実に追従することにより、受精卵が１つの細胞から成虫へと成長するプロセスである、細胞分裂のメカニズムを解明することであった。カルメナが初めてモデル生物としてのハエに出会ったのは、母国スペインでの学部生時代である。彼女は、スペインのマドリードにあるマドリード自治大学で学費援助と引き換えに、その研究室の手伝いをしていた。「とてもエキサイティングな時間でした。当時は80年代後半で、ちょうどハエの体形成を決める遺伝子の多くが、ヒトにも保存されていることが発見されたところでした。つまり、両種における体の発達の背後にある生物学的プロセスは、基本的に同じだったのです」と、彼女は柔らかなスペイン語のアクセントで言った。

カルメナは、その後英国のダンディー大学でポスドク〔博士研究員〕として、ショウジョウバエのゲノム解読の世界的な共同研究の推進者の１人であるデビッド・グローバー教授の研究室で、ハエの研究を続けた。現在、彼女は英国にあるエディンバラ大学でショウジョウバエの研究プロジェクトを率いている。私は、街の中心部にそびえ立つ、アーサー王の玉座と呼ばれる草に覆われた死火山を見渡すことのできる、すばらしい眺めのオフィスで彼女に会った。私は、彼女のモデル生物をじっくりと観察してみたかった。カルメナとハエの繁殖や世話を担当しているエマ・ピートは、私を小さな部屋に案内してくれた。そこには、世代や遺伝的背景ごとに分類されたショウジョウバエが、何百本もの栓付きフラスコで飼育されていた。その窓のない部屋は、ハエの餌となる酵母と砂糖の混合物から、甘ったるいモルトビネガー〔麦芽酢〕のような臭いがした。入り口にはネットのカーテンがあり、遺伝子操作された生物が外界に出ないように配慮されている。

フラスコには、学校で磁気の勉強に使った小さな鉄粉のように見えるものがびっしりと入っている。しかし、フラスコ内に二酸化炭素を吹き付けてハエを鎮静化し、顕微鏡下で50倍まで拡大すると、ハエの構造が驚くほど鮮明になる。頭部、胸部、腹部はきれいに区別され、小さなとげをもつ針刺しのように見えるオレンジ色の複眼では個々の細胞を識別でき、体や足の毛はサボテンのとげのように立ち上がり、内臓の働きも見え、性別さえも判別できる。しかし、それと同じくらい驚くべきこと、そして研究者にとって特に重要なことは、目の前の映像の大きさに心が順応し、まあ言ってみれば、少し練習すれば、まるで普通の大きさの動物を扱うようにほとんど自由に、ヒゲのように細い専用器具で触ったり解剖したりできるようになることである。

遺伝学の研究のためにモデル生物としてショウジョウバエを使うことを初めて提案したのは、昆虫学者のチャールズ・ウッドワースで、彼は19世紀末に米国のハーバード大学の研究室で初めてハエを繁殖させた。しかし、真にハエを科学研究の主流に押し上げたのは、1908年にショウジョウバエを使って遺伝のメカニズムを研究し始めた発生学者、トーマス・ハント・モーガンであった。彼は、繁殖が早く、ライフサイクルが短く、さらに安価で管理がしやすいショウジョウバエをモデル生物として選んだのである。

モーガンは、1866年に米国ケンタッキー州で富裕な南部の農園主の一家に生まれ、南北戦争時代における南軍の将軍の甥で、米国の国歌「星条旗」を作曲した人物の曾孫にあたる。鳥の卵や化石を集めたりするなど、自然愛好家として育った。彼は、16歳から大学で科学を学び始め、24歳の時にジョンズ・ホプキンス大学で動物学の博士号を取得した。

1900年代初頭、ニューヨーク市のコロンビア大学に、彼は「フライ・ルーム（ハエの部屋）」を設置した。ちょうど幅5メートル（16フィート）、長さ7メートル（23フィート）の空間は、8つの机とハエを詰めた何百ものガラス製フラスコ、天井からぶら下がっている熟し過ぎたバナナの束（ハエの餌）でぎゅうぎゅう詰めになり、充満する発酵臭とともに、「フライ・ルーム」は世界でも有名になった。ここでモーガンは、遺伝の単位でごく最近になってようやく命名された遺伝子が、糸上のビーズのように染色体上で運ばれることを提案し、遺伝の染色体説を確認した。彼はこの成果として、1915年に『*The Mechanism of Mendelian Heredity*』という著作を発表した。彼には1933年のノーベル賞および「遺伝学の父」という称号がもたらされたが、この敬称は、モーガンが確認したその抽象的な学説の発表者、聖アウグスティノ修道会の修道僧で科学者でもあったグレゴール・メンデルに帰することが多いのである。

1856年、メンデルは、当時オーストリア帝国の一部であったブルノ（現在は、チェコ共和国にある）の修道院の広い実験庭園で研究を行う許可を得ていた。大学時代から科学に興味をもっていたメンデルは、エンドウマメを使って背丈や色のような特定の形質について何万もの栽培や交配を行い、親から子への遺伝の規則を解明しようと研究を始めた。彼は、1865年に開催された科学の学会で2つの講演を行い、彼の発見と理論について発表した。

ところが、ここでとても皮肉なことに、モーガンはハエで研究を始めた時には懐疑的であった。すなわち、彼は、メンデルの提唱した「目に見えない因子」が遺伝を推進しているという説も、ダーウィンの提唱した進化のメカニズムは自然淘汰であるという説も受け入れず、この2人の科学者の仮説に挑戦しようとしていたのである。しかし、「フライ・ルーム」で彼が見たものは、これらの抽象的な考えに関する明確で実験的な証拠をもたらし、モーガンの考えを決定的に変えた。彼は、あの発酵臭のする小部屋で染色体上の遺伝子の発見に興奮した時期を過ごしたに違いない。遺伝子とは、実際に、彼が最も興味をそそられた3つの問題、すなわち、ある世代から次の世代へと身体的特徴を受け継がせるものは何か、進化の背後にあるメカニズムは何か、そして受精卵はどのようにして胚になりさらに成虫になるのか、といった問題の背後にある共通の因子であった。

1910年から1928年まで存在した「フライ・ルーム」は、非常に大きな影響力をもっていた。そこで行われた先駆的な研究によって、ハエは生物学で最も広く利用されたモデル生物の1つとなり、その後も数名のノーベル賞受賞者を輩出した。その中で最も注目に値するのは、エディンバラ大学のハーマン・J・マラーで、彼は放射線がDNAに変異を起こすことを発見し、１９４６年にノーベル生理学・医学賞を受賞している。

２０００年までに、ハエのゲノムの全塩基配列が解読され、わずか４本の染色体におよそ１万３６００個の遺伝子が存在することが判明した。そして、２００３年にヒトゲノムの全塩基配列が解読された時、ハエの遺伝子の約60％はヒトにも見出されることが明らかにされた。この事実には度肝を抜かれるが、これらの遺伝子が、約35億年前に生きていた共通の祖先から想像を絶する長い時間と無数の世代を経て、両方の種で保存されてきたことを意味する。現在では、ヒトの疾患に関与することが知られている遺伝子の約75％が、ショウジョウバエにも存在することがわかっている。

この生物のゲノムは比較的単純であるため、ヒトでの目的遺伝子の効果をハエで再現するための遺伝子操作が容易である。また、ハエは繁殖速度が速く多産であることから、維持費が非常に安く、動物愛護団体から注意を受けることがないという事実は、あらゆる生物学者にとって魅力的な存在である。長年にわたり、ショウジョウバエに関する膨大な情報が集められ、ゲノムを操作するためのさまざまな道具や方法が構築されてきた。今日、研究者たちは米国やヨーロッパのハエのストック・センターから、ほとんどすべての種類の突然変異体をいつでも利用可能な在庫から入手できるし、どのようにハエで研究するかや実験を遂行するかに関する豊富な情報を掲載したウェブサイト「FlyBase」にアクセスすることができる。

また、ハエの脳も神経細胞数がわずか10万個であり、ヒトの１０００億個に比べれば、脳機能や疾患プロセスの基本原理を探究したり、学説を検証したりするために魅力的なほど単純化されたシステムを提供する。実際、最初にハエを単純なモデルとして選んだ神経科学者は、ハエの脳がヒトを含む哺乳類の脳と驚くほどよく似ていることを発見した。ハエには、体内を循環する有害物質から脳を守るためにある血液脳関門、複雑な中枢神経系、そして私たちとよく似た組織的特徴があるのだ。

ハエの脳を分離するのは簡単なことだ。3齢幼虫の段階までくると、ハエは基本的に袋状の組織になり、その組織のほとんどはマユ状の蛹の中で成虫に変態する時に廃棄され、リサイクルされるとマール・カルメナは言う。しかし、その袋の中では、成虫の脳と中枢神経系がすでに形成されている。「だから、実際に幼虫を取り上げて、例えば、調べたい抗癌剤で治療して神経系での効果を見ることができるのです……つまり、明らかに結論には限界がありますが、細胞分裂と分化の基本的なプロセスで実際に問題（催奇性などの副作用）が起きるかどうか、確認することができるようになるのです」

通常、ショウジョウバエは認知症になることはないが、遺伝性のアルツハイマー病に関与する遺伝子をヒトと共有している。これに基づいて、研究者たちはアルツハイマー病のさまざまな症状に似せたトランスジェニック・フライ〔遺伝子改変したショウジョウバエ〕を作製したところ、脳内にタンパク質プラークが形成されたり、記憶喪失（そう、信じられないかもしれないが、ハエにも記憶があり、しかも測定可能である）、運動障害、学習困難、早期死亡などの症状が引き起こされた。これらのトランスジェニック・フライは、他のさまざまな脳疾患に似せて「デザイン」された生物でもあり、あらゆる種類の神経変性のプロセスを研究したり、介入方法を検証したりするために使用されてきた。研究者によって作製された突然変異体の中には、すばらしく手の込んだ名前が付けられているものもある。例えば、「ドロップ・デッド」変異体は脳が変性して早死にし、「スポンジケーキ」変異体はクロイツフェルト・ヤコブ病（あるいは狂牛病）に非常に似た病態を呈し、さらに「スイスチーズ」変異体は老化すると運動ニューロン疾患を連想させる病態を示すのだそうだ。

ハエの複眼は脳の窓のようなもので、それを研究することで多くのことが読み取れる。神経細胞が豊富な約８００個のユニットからなる目は、表面が荒れて縮んだり細胞が色素を失うというように、変性の兆しが迅速にあらわれる。ごく最近、ショウジョウバエがヒト心臓の研究のモデルとしても取り上げられた。特に、電気力学的な信号伝達システムが、生涯にわたって正確な心拍の動きを維持するためにどのように働き、そして加齢とともにどのように衰え始めるかについて研究されている。これは、心臓の機能についてあまりよくわかっていない側面の１つである。というのも、その性質上まだ生きている生物において心臓の機能が自然に老化していく様子を観察しなければならず、単純なモデルが存在しないからである。このように、ハエは研究の開拓者である。これらの研究は、数年ではなく数日単位で老化していくハエの心臓の動きをリアルタイムで観察するために開発された新しい画像技術によって可能になった。私はこの様子を録画したビデオを見せてもらったことがあるが、果物を載せた皿の周りを飛び回っていたあの小さな害虫のことをあらためて思い出すと、すごいことだと思う。

もちろん、ハエと哺乳類の心臓には大きな違いがある。ハエは「開放循環系」であり、血管、静脈や動脈をもたず、心臓の構造もヒトよりはるかに単純である。それでも、このモデル生物は、心臓が収縮の合間に休むと何が起こるか、またそれが加齢に伴ってどう変化するのかについて、特異的に明らかにしてきたのである。

他に、生物学や遺伝学の研究で信頼できるたくましい存在は、第1章で私たちが目にした小さな線虫ケノラブディティス・エレガンス（*C. elegans*）である。分子生物学者のシンシア・ケニヨンによれば、「ちょうど文章中のコンマ程度の大きさ」で、土の中に住み、土の粒の間で水の皮膜中を泳いでいる。線虫は、1998年に動物として初めてゲノムの全塩基配列が決定された。これはショウジョウバエより2年早く、ヒトより5年早い。線虫は、1963年に、南アフリカ出身の生物学者シドニー・ブレナーによって、動物の発生を調べるためのモデル生物として提案された。この小さな虫は、神経系をもつ最も単純な動物の1つであることが重要な理由だった。1970年代には、ブレナーは南アフリカを離れ、英国にあるケンブリッジ大学の研究室の片隅で、線虫をモデル生物として研究や開発をするためにすばらしい研究チームを率いていた。

アンドリュー・ブラウンは、この小さな生物のすばらしい伝記『*In the Beginning Was the Worm*』の中で、「この虫の歴史は、知識をむさぼる欲望に満ちている」と書いている。「この虫を研究した人々は、お金にも、限られた研究範囲外の名声にも本当に興味がなかった。彼らは、聖人君子ではない。彼らは野心的で競争的であり、失敗した者にとってはつらい人生であった。しかし、彼らの野心や競争心、そして時に嫉妬深い愛情はすべて利他的な目的に向けられていた。彼らは、世界を理解しようとした。線虫について測定可能な、確かな真実を求めていたのだ」

彼らはそれを欲していなかったかもしれないが、しかし、この科学者たちはそれでも名声を手に入れたのである。2002年、ブレナーと彼の研究仲間のうち2人、ジョン・サルストンとロバート・ホロビッツはともに、器官発生と線虫によって明らかになった「プログラム細胞死」として知られるものについての研究で、ノーベル生理学・医学賞を受賞した。

この虫は、筋肉でできた咽頭が心臓のようにポンプ運動をしているが、脳と呼べるものをもたず、心臓もなく、体の作りは驚くほど単純である。雌雄同体型は、302個の神経細胞を含む1000個程度の細胞しかない。体が透明なので、卵から成虫になるまでの体や器官の発生プロセスをそのまま観察することができる。ショウジョウバエと異なり、線虫は凍結・解凍して生き返らせることができるので、実験を中断したり、虫を簡単に保存することができる。

しかし、極低温での凍結に耐える能力は、この線虫の並外れた回復力の一面に過ぎない。線虫は、さまざまな実験目的で宇宙にも送られている種の1つで、2003年に米国のスペースシャトルコロンビア号が地球に帰還する際に起きた空中分解事故で7人の宇宙飛行士が死亡した時にも生き延びたのである。2009年、この小さくてタフな生命体は、無重力が筋肉の発達に及ぼす影響を研究するため、英国のノッティンガム大学の科学者たちによって国際宇宙ステーションの研究室へ再び送り出された。彼らは特に、例えば、寝たきりや糖尿病患者、高齢者に直接関係するような筋肉の萎縮の遺伝的基盤に関する洞察を求めていた。

1998年のゲノムの全塩基配列解読により、線虫は6本の染色体上に約1万9000の遺伝子をもっていることが判明した。その後数年間のうちに、線虫の遺伝子がより複雑な生物であるショウジョウバエのゲノム（1万3600ほどの遺伝子をもつ）よりも大きく、推定2万~2万4000の遺伝子をもつとされるヒトのゲノムとさほど変わらないことが判明した時の、科学者たちの驚きは想像に難くないだろう。線虫の遺伝子の3分の1以上は、ヒトにも相同である。

1986年、ケンブリッジ大学にあるシドニー・ブレナーの研究室は、線虫の神経系の細胞同士のつながりを示す回路図を作成したと発表した。ゲノムとその塩基配列解読からヒントを得て、彼らはこの神経回路の地図を「コネクトーム（コネクト＋オームの合成語で、すべての神経細胞の接続を意味する）」と呼んだ。この回路図は、線虫の非常に簡素な脳に相当する部位（線虫の頭部に存在する神経環を指す）の薄い連続切片を電子顕微鏡で撮影した画像から作成され、302個の神経細胞の1つひとつが他の神経細胞とどのように結合しているかを示している。線虫の神経系のマッピングは、「コネクトミクス（コネクトームの学問という意味）」という学問分野の始まりとなった。その最終目標は、ヒトの神経回路の地図を作成し、脳の機能や加齢による脳の衰えがどのように始まるのか、あらゆる種類の研究を行うことである。

ハエや線虫以外にも、酵母、バクテリア、ウイルスや数種の小魚など「単純な」モデル生物は数多く存在するが、これらの下等生物で得られた発見がヒトの生物学に関連しているかどうかを判断する前に、哺乳類で試す必要がある。その中で、マウスは最も長い歴史をもち、今日の生物医学研究において最も広く用いられているモデル生物である。17世紀には、英国人医師ウィリアム・ハーベイが、心臓のポンプ作用によって血液がどのように体内を循環しているかを調べるためにマウスを使った。18世紀には、マウスは呼吸の研究に使われた。また、グレゴール・メンデルが、修道院の独房で、ケージの中で繁殖させた異なる毛色のマウスを使って遺伝の法則を研究し始めたという興味深いエピソードがある。しかし、「臭くて、しかも交尾する性をもつ生き物」ということで、お堅い上司から苦情を言われ、エンドウマメに切り替えたという。

マウスは、老化研究のスターでもある。しかし、進化生物学者のスティーブン・オースタッドによれば、マウスはハエや線虫、老年学者たちが研究室で使っている多くの動物と同じように短寿命であるという弱点がある。「だから、研究者にとっては便利なのです」と彼は述べている。「しかし、短寿命の動物ばかりを見ていると、何か大きなものを見逃してしまう可能性があります。特に、私たち人間は長寿命ですから、線虫やハエやマウスで発見されているようなことは、すでにヒトの生物学では利用しているかもしれません。そこで、ヒトよりもっと年をとるのに長けている動物に注目してはどうかと、私は考えたのです」

現在60代のオースタッドは、小柄で、赤毛の髪は薄く、小さな口髭を生やしている。好奇心旺盛で、常に冒険と新しいアイデアを追い求めているような雰囲気をもっている。したがって、彼が科学の世界に入るまでの道のりは、決して型にはまったものでなく、不可能な夢やリスクを冒すことも多かったと聞いても驚かない。ニューヨークでの老年学会の会場周辺で、一緒にコーヒーを飲みながら座って話をしていた時、「偉大な米国人の小説を書きたかったんだ」と彼はにっこり笑って語った。だから、彼は英語の学位を取り、それから臨時の仕事を繰り返しながら、その小説（それは結局完成しなかったのであるが）に取り組んだ。

「映画撮影のためのライオンを調教するという仕事もやりました」。私の驚いた顔を楽しむように、彼は続けた。「何があったかというと……私は、オレゴン州ポートランドでジャーナリストとして働いていました。そして、2頭のアフリカライオンをペットとして飼っている友人がいました。そのライオンをハリウッド映画で使いたいという申し出があり、彼はライオンを運ぶのを手伝ってくれる人を必要としていたんです。そこで私たちは、彼の車の後部座席を取り外し、そこに1頭のライオンを乗せてハリウッドまで1000マイル（約1600キロメートル）をドライブしました。ハリウッドに着くと、プロデューサーは私にある仕事をもちかけました。私が『それについて、何も知りません』と言うと、彼は『まあ、経験豊富な調教師を雇ったから、君は彼らから学べばいい』と言うんです……それで、その仕事を引き受けました」

オースタッドはハリウッドに3年半滞在し、最終的に56頭のライオンと仕事をした。時には、1つの映画で25頭もの動物と一緒に仕事をしたこともある。「私は、グループ・ダイナミクス〔集団力学ともいい、人間の集団内行動や集団圧力といった力学的特性〕に取り組まなければなりませんでした。そして、私がすでにもっていた科学への興味が呼び起こされました。というのも、最初は数学を専攻していたのです。そこで、大学に戻って学位を取ることに決めました」と彼は言った。彼は、訓練中に大型のネコ科動物（ライオン）に対して一瞬心理的な優位性を保てなくなった時に、そのうちの1頭に襲われた。その後、病院での長期入院の間に、（大学へ戻るという）決意についてゆっくり考える時間をもつことができた。ライオンが彼の足をひどく傷つけ、その後、オースタッドとそのライオンが絡み合っているところを同僚の1人が見つけ、騒々しい消火器の噴射でそのライオンを追い払った。「医者は私に、もう普通に歩くことはできないと言いました。でも、それは間違いでした。とてもうれしいよ」

オースタッドの博士論文は、動物の行動と生態に関するものだったが、タンザニアのセレンゲティ国立公園でライオンの野外調査をする計画がうまくいかず、代わりにベネズエラでオポッサムを研究することになった。ここで彼は、老化という現象に興味をもつようになった。「プロジェクトの過程で、私は毎月この動物たちを再捕獲し、彼らが信じられないほど速く年をとることを発見しました」と彼は説明した。「オポッサムは、マウスと同じ速さで年をとるんです。マウスがどれくらいの速さで年をとるのか、その時点では知りませんでしたが、オポッサムが予想以上に速く年をとることがわかりました。白内障になったり、寄生虫にやられたり、筋肉量が落ちたりしたのですが、それを数か月で見ることができたんです」

彼のキャリアを前進させる時がやってきた時、彼は老化研究には将来性があると考えた。「というのも、世界の人口動態に何が起こっているのか誰もが知っているのですから」。彼が最初に行った老化研究は、野生のマウスを使ったフィールドワークを含んでいた。しかし、短寿命の生物をヒトの老化モデルとして使うことで何か見落としがあるのではないかと考え、彼は研究対象を変えた。今日、彼は、世界で最も長生きする多細胞生物と信じられているアイスランドガイ（学名*Arctica islandia*）を研究している。この貝は、英国やアイルランドの海岸を囲む北大西洋、バルト海やケープコッドから北の米国沿岸沖の泥底に生息する、冷水性の二枚貝の一種（別名、海ホンビノスガイ）である。

きっかけは、英国の海洋生物学者たちのグループからの1本の電話だった。そのグループは、オースタッドが老化研究に興味をもっていることを聞きつけて、彼らの研究している長寿命の二枚貝について共同研究をしたいかどうか尋ねてきたと、オースタッドはニューヨークで私にそう話した。「私が『長生きってどれくらいなのですか？』と言ったところ、彼らは『400年』と答えたんです。びっくりしましたよ」と彼は笑った。「実際に、私はこう言ったと思います。『すみません、400年とおっしゃいましたか！』すると、彼らは『そうだ』と言ったんです」。その海洋研究グループは、古い時代の気候を研究しており、オースタッドも老齢の二枚貝で彼らと共同研究するチャンスに飛びついた。

樹木と同じように、貝では貝殻にある年輪を数えて年齢を算出する。オースタッドの新たな同僚たちにより海底からさらい上げられた貝の多くが100～200歳であり、400歳を超えるものはちょうど2つか3つ見つかった。2006年にミン・ザ・モルスク〔ミン（明）

という名の貝〕が登場するまでは、これが貝の年齢の限界と考えられていた。当初は405歳程度と考えられていたこの貝は、その誕生時に中国を支配していた王朝にちなんで「ミン（明）」と名付けられ、ニュースで話題を呼び、ギネスブックにも登録された。しかし、2013年に、より高度な計測技術が利用できるようになると、ミンは最初の報告よりも100歳以上老齢で、満507歳であることが判明したのである。ただし、貝は死んでから殻を剥いで蝶番の部分を調べないと正確な年齢がわからないという事実があり、それがなければ今日まだ生きていたかもしれない。つまり、ミンは発見者である英国人によって、調査船の中で凍死させられてしまったのだ。

しかし、長命の貝は、極めて長寿の秘訣について私たちに何を教えてくれたのだろうか？研究者たちは、呼吸や代謝などあらゆる種類の生理学的プロセスに着目し、その手がかりを探ってきた。その結果、その貝や、これまでに研究された他のいくつかの長寿種において、その特殊性が最も顕著に見られたのは、動物の体内で実質的にすべての働きをする遺伝子の産物であるタンパク質が、非常に安定しているという点である。「タンパク質は、その仕事をするために、折り紙のように複雑に**正確に**折りたたまれていなければなりません」とオースタッドは説明する。「そして、何が起こるかというと、時間が経つにつれてある種の細胞、特に長い間生きている細胞で、タンパク質が徐々に誤って折りたたまれたり分解されたりし、それが機能不全だけでなく毒性を引き起こす可能性もあるのです」

誤って折りたたまれたタンパク質は凝集して塊を形成し、体内から排除することが難しくなる。アルツハイマー病はその典型例で、ベーターアミロイドというタンパク質が凝集して脳内に粘着性のプラークを形成し、神経細胞の死滅に関与している。皮肉なことに、脳をもたないホンビノスガイが、認知症の病的な粘着性のタンパク質を予防したり除去したりする方法を示唆しているかもしれない。研究者たちは、この二枚貝が他の生物のタンパク質も安定化させることができるかどうか興味をもち、いくつかのベーターアミロイドを二枚貝の「ジュース」（筋肉細胞の抽出液）に浸してみたところ、アミロイドが凝集できないことを発見した。オースタッドは、「この二枚貝は、すべてのタンパク質を、ヒトからのタンパク質でさえも、安定化させる何らかのメカニズムをもっているのです」と述べている。「だから、アルツハイマー病などの治療に有効なのではないかと考えています」

現在のところ、科学者たちは、二枚貝の抽出液に含まれる魔法の成分を突き止めることができないでいる。本格的に研究を進めるには二枚貝の遺伝子を分析する必要があるが、今はまだそのゲノムの初歩的な遺伝子情報しかないとオースタッドは言う。一度信頼できるロードマップができてしまえば、科学者が探すのは、ヒトと二枚貝で共通の遺伝子でありながら、ヒトよりも貝の方でより効果的に働いているように見える遺伝子であろう。ごく最近、このような戦略は、科学者が長い間興味を抱いていた疑問、すなわち巨大な体の中で多くの細胞が分裂しているのに、なぜゾウはヒトよりも癌になる確率が高くないのかという疑問に答えることになった。ゾウはｐ53という癌抑制遺伝子〔第4章を参照〕を20コピー〔遺伝子のコピー数とは、ゲノム中に存在する同一遺伝子の数を示す〕もっていることが判明した。この遺伝子は、細胞分裂の過程で損傷を受けた細胞を除去する働きをもつ（ヒトやその他の哺乳類では、ｐ53遺伝子は、ある染色体に1コピーだけ存在する）。さらに、オースタッドによれば、ゾウのｐ53はヒトの遺伝子よりも高感度であるようだ。「つまり、ＤＮＡをほんの少し傷つけただけで、ゾウの細胞はヒト細胞よりも細胞死のプログラムを開始する可能性が高いのです。私たちがアイスランドガイのタンパク質安定化分子について調べているのは、そのような種類のものなのです」

老年学者たちはＤＮＡを対象として、人間がなぜ、どのように年をとるのか、また加齢とともに衰えていく体の問題や苦痛を避けるにはどうしたらよいのかについて研究しており、輝かしい成果を上げている。では、どのような研究者がいて、どのようなことを発見しているのだろうか。

第7章

それは遺伝子の中にある

1993年、線虫の一種である*C. elegans*が大きな注目を集め、老化研究に一石を投じた。それは、現在米国にあるカリフォルニア大学サンフランシスコ校の生化学教授のシンシア・ケニヨンが、daf－2と呼ばれる単一の遺伝子に突然変異を起こすと、線虫の寿命が2倍になることを発見したことによる。これは、老化現象はある種の制御下にあり、単に時間の経過によって私たちの体が無秩序に摩耗していくのではないという証拠であった。その後、何年もかけてdaf－2を操作改変し、ケニヨンの研究室は2003年にこの小さな虫の寿命を6倍にのばすことに成功し、その後、別の研究室では10倍にのばすことに成功したのである。「あなたはこの虫を見て、『大変だ、この虫は死んでいるはずだ』と思うでしょう。しかし、そうではないのです」と、彼女は2004年に科学ライターのビル・オニールに語っている。「動き回っているのです……。一旦そのことを頭に叩き込んでしまうと、ああ、寿命は変えられるものなんだ、つまり可塑的なんだと思うようになるのです。それなら、寿命の限界は誰が知っているのでしょうか?」

科学における劇的な発見というものは、ほとんど例外なく、多くの人々が実験室のベンチで長い間懸命に働いた結果であり、ケニヨンは先人たちの成果を活かしたのである。マイケル・クラスは、1983年に線虫の異なる遺伝子突然変異体における寿命の変化について書き残した最初の人物である。しかし、彼は、その違いを生み出したのは、この線虫の食習慣に対する突然変異の間接的な影響であると考えた。そして、1988年に米国のコロラド大学ボルダー校のトム・ジョンソンとデビッド・フリードマンは、変異遺伝子そのものの機能による効果を突き止め、特に地球上で40~65%余分に生きられる変異遺伝子を単離し、age-1と名付けた。これは、あらゆる生物種の中でも初めて確認された、より長い寿命をもたらす遺伝子変異であった。しかし、ジョンソンとフリードマンの線虫における長寿は、性機能の低下と生殖能力の低下という代償を払うことによりもたらされた。一方、ケニヨンのdaf-2突然変異体は、非変異体と同様に健康で、活力と繁殖力を保ちながら単に老化が遅くなっただけであった。

2011年に行われたTED〔Technology Entertainment Designの略称で、講演会を動画配信し

ている米国の非営利団体〕の講演で、大きなスクリーンに映し出されたビデオクリップを見ながら、ケニヨンは聴衆にこう語った。「たった2週間で、普通の線虫は年をとってしまいます。下の方に小さな頭が動いているのが見えるでしょう。しかし、頭以外の部分は動いていません。この動物は明らかに老人ホームにいます。そして、その動物の組織を見てみると、劣化が始まっています……」。彼女は画像をクリックして別のビデオクリップを映し、「さあ、これがｄａｆ－2突然変異体です」と言い、「2万個の遺伝子のうち、1個だけが変化しています。普通の線虫と同じ年齢ですが、老人ホームには入っていません。スキーをしているように動き回っています」と聴衆の笑いを誘いながら言い添えた。

これは老年学の分野では大きな出来事なので、最初から追ってみよう。マイケル・クラスやトム・ジョンソンとその同僚たちが、1980年代に、老化に関与しているかもしれない遺伝子を探し始めた時、彼らは科学的にまさに孤立した存在であった。シンシア・ケニヨンは、長寿の突然変異体の発見についての個人的な紹介文の中で、「当時は、老化は絶望的に困難な、研究しても無駄な問題とさえ思われていました。私たちの体は、ただ消耗していくだけと考えられていました」と書いている。

老化は生殖の後、自然淘汰の力が尽きて起こるものであり、老化のプロセスは、死ぬのではなく生きるためのプログラムである遺伝子とは関係がないという考えから、老化の研究をした人たちは、DNAの中に手がかりを探すという発想にはほとんど否定的だった。しかし、ジョンソンの発見はこの仮説に風穴を開け、ケニヨンは興奮した。「老化の分析は、未知のものを探究し、何か新しい重要なものを発見するすばらしい機会だと思ったのです」と彼女は書いている。

カリフォルニアでの遺伝学や線虫の学会で、彼女は、トム・ジョンソンのage－1の突然変異体の話を聞き、寿命の効果は生殖能力の障害に関連しているという彼の推測に、特に興味を引かれた。これは使い捨て体細胞説が予測したことであった。つまり、突然変異を起こした生物は、生殖のために必要とされる資源が異常に少なくなることにより、体の手入れに資源を費やすことができ、その結果長生きするというものであった。しかし、そんなに単純な、直接的な方程式で考えてよいのであろうか？

ケニヨンは、その研究に乗り出した。彼女は研究室の大学院生の1人ラモン・タブティアンに、孵化したばかりの線虫の将来卵になる細胞をレーザー顕微鏡で除去し（つまり、生殖を抑制する）、その寿命がどうなるかを見る仕事をさせた……が、何も起こらなかった。生殖と寿命の間に、直接的な均衡がないことは明らかである。では、何が起こっていたのだろうか？　線虫を長生きさせるために、変異遺伝子によって何のメカニズムが誘導あるいは抑制されたのだろうか？　彼女はそれを突き止めようと決心した。

ケニヨンが老化現象に興味をもったのは、英国のケンブリッジ大学で、前章で紹介した「線虫生物学の父」と呼ばれるシドニー・ブレナーの研究室でポスドクをしていた、１９８０年代初頭のことだった。ある日、線虫の入った培養皿をインキュベーターに入れたまま他の作業を続けていた彼女は、数日後にその虫をインキュベーターから取り出してみて、その小さな生き物が明らかに年をとっているのに気づき、驚いた。「虫が年をとるというこの概念に、私はとても衝撃を受けたのです」。そして、「虫たちには少々申し訳ないと思いつつも、老化を制御する遺伝子があるのだろうか、それを見つけるにはどうしたらよいのだろうかと考えました」と彼女は書いている。

その後、彼女がカリフォルニアで研究を始めた頃、老化はまだ「多くの分子生物学者から解明困難な対象」と考えられていた。同僚の１人は、もし彼女が自分の興味を追求するならば、「取り返しのつかないことになるだろう」と警告したほどであった。しかし、彼女とタブティアンはそれを無視し、驚くほどの幸運をつかんだ。他人の領域に踏み込むことを望まなかった彼女らは、ジョンソンとフリードマンのａｇｅ－１遺伝子で生殖と寿命の問題を確認すると、自分たちの長寿の突然変異体を探し始めたのである。有望な特徴をもつ虫を丹念にスクリーニングした結果、彼女らは驚くほど短期間のうちに、他のすべての虫よりも長生きし、後にｄａｆ－２と名付けた１つの遺伝子に変異をもつ株を単離することに成功した。「ｄ af－2突然変異体は、私が今まで見た中で最も驚くべきものでした」とケニヨンは彼女の紹介文に書いている。「彼らは活動的で健康で、通常の2倍以上も長生きしたのです。魔法のようでしたが、少し不気味でもありました。死んでいるはずなのに、動き回っているのです」

では、この遺伝子はどのように働くのだろうか？　それは、「栄養感知」ネットワークと呼ばれるものの一部であることがわかった。このネットワークはその名の通り、生物の生命活動に必要な栄養素が十分にあるかどうかを監視する役割を担っている。daf－2遺伝子は、重要なホルモンであるインスリンや成長因子の細胞内への入口となる、細胞表面にある構造体（いわゆるレセプター分子）を作っている。インスリンは組織が栄養を吸収し、糖をエネルギーに変えることを可能にし、成長因子は成長、維持、修復、その他多くの仕事をするためのタンパク質の構築を促進する。

変異型daf－2は、細胞に入るホルモンの量を制限するような欠陥のある受容体を構築してしまう。これにより、利用可能な栄養が生物の活動に必要な量に足りないことを示す警報システムが作動し、生物は防御行動をとらなければならなくなる。この警報信号は、FOXOと呼ばれる世話役遺伝子を活性化する。FOXOは細胞内でいつもの眠りから覚めて、DNAが存在している核に入り込み、他の多くの遺伝子のスイッチをオンにする。これらの遺伝子の役割は、酸化ストレス（フリーラジカル）から細胞を保護すること、損傷した構成要素を修復または再利用すること、細胞内の他のタンパク質が形成されて正しく機能するか確認することなど、さまざまである。このシナリオは、研究者にとって直感的に理解できるものであった。というのも、私たちの体の維持と修復が徐々にうまくいかなくなることが、すべてではないにしても、老化の決定的な特徴の1つであることがすでに確認されていたからである。しかし、大きな疑問は、これらの線虫での発見がどんな意味をもつのかということだ。これらの発見は、私たちを含む他の生物に何が起こっているのか、本当の意味での洞察を与えてくれるのだろうか？

「生物学は、非常に還元主義的である」と、第2章で酸化損傷説を取り上げた時に登場したデビッド・ジェムズは言う。「遺伝子の機能、つまり遺伝子がどのように働くかは、ヒトの遺伝子を使って解明されたのではなく、もともとは細菌さらには細菌に感染するウイルスを使って解明されてきたのです。単純なことから始めて、発展させるという考え方です。つまり、単純な生物を理解できれば、それが出発点となって枝分かれしていくはずだという考え方です。私は、今でもその通りだと思います。*C. elegans*は、神経系、胚発生、有性生殖、筋肉など、これらのものすべてを備えた動物であり、老化に関する基礎的な発見をしたという点で、すばらしいと思います」

ジェムズは、英国のサセックス大学で生物学を専攻していた1980年代前半に老化研究に引き込まれた。そこで、米国の物理学者で哲学者のトーマス・クーンの著作に大きな影響を受けた。クーンは、ゆっくりと着実に知識を増やしていくのではなく、想像力と概念の飛躍、すなわち「パラダイムシフト」によって前進する革命的な科学について述べていた。ジェムズは、革命が起こりそうなところ、未解決の大きな疑問があるところに行きたいと考えていた。卒業後、彼は世界を見るために飛び出し、旅をし、働き、ラテンアメリカで政治的な革命に巻き込まれたりして2年間を過ごした。1980年代後半に英国に戻り、グラスゴー大学で遺伝学の博士号を取得した後、1990年代半ばにようやく老年学に目を向け、米国のミズーリ大学でこの小さな虫を研究することになった。

科学の道を選んだ時、ジェムズは、生涯にわたって自分を駆り立て興奮させ続けるような魅力的な仕事をしたいと思った。老化は、その条件を満たしていた。「世界の病気の主要な原因なのです！　生物学で最も重要な問題でないわけがないでしょう」と彼は言う。「つまり、そう考える方が大きかったのです。しかし、医学的にはこれ以上に重要な問題はなく、それがないがしろにされているのは信じられないことです」

1997年に英国に戻り、ロンドン大学（ＵＣＬ）に移って以来、ジェムズは、*C. elegans*の栄養感知ネットワークの一部として世話役遺伝子ＦＯＸＯによって制御されている何千もの遺伝子を特定し、このシステムが細胞、組織や体に、私たちが老化とみなす変化をもたらす方法を正確に解明しようと夢中になって取り組んできた。「老化を制御する遺伝子を見つけ、老化とは何かを発見するというのがその考え方です。しかし、それは非常に困難であることが判明しました」と笑いながら、彼が解明しようとしている相互作用を表す、巨大な電話交換機のような線が走り書きされた紙を差し出した。

デビッド・ジェムズの隣の研究室で働いていたのが、ロンドン大学ヘルシーエイジング研究所の所長であるリンダ・パートリッジである。ジェムズが老化に関連する遺伝子の探索に力を注いでいる線虫に対し、パートリッジはショウジョウバエをモデル生物として選んでいる。思慮深く、物腰の柔らかい60代の女性で、カラフルなフクロウのような眼鏡をかけている。パートリッジは、学生時代に科学に魅了された。「この世界の仕組みを知ること、つまり人々がどうやって自然の秘密を解き明かそうとしているかを知ること」とロンドンの彼女のオフィスで話をしながら、彼女はこうつぶやいた。「その頃には、伝記とまではいかなくても、科学者の人生や、彼らがどのように物事を発見してきたかについての記録をいくつか読んでいたはずです。そして、そのプロセス全体、そのためにどのような決意と創意工夫が必要だったのかを知りました。私は、ただただ感心するばかりでした」

結婚や母になることがまだ多くの少女たちの夢であった時代、社会変革の端境期に育ったパートリッジは、自分が科学者になるとは想像もしていなかったという。しかし、彼女は聡明で、協力的で柔軟な考え方の家族に恵まれ、オックスフォード大学に進学した。現在、彼女は独創的な考えをもち、老化科学の分野で広く尊敬されている人物であり、ロンドン大学とドイツのケルンにあるマックス・プランク研究所（彼女はそこの老化研究部門の創設メンバーである）を行き来しながら研究している。

パートリッジは進化遺伝学者であり、「老化は、進化の観点から見ると奇妙なことです。というのは、明らかに不適応な形質があるからです。成体を生み出すために非常に規則正しく発達するように設計された生物が、成体になった後には崩壊してしまうのです。そもそも、生物を作るよりも、生物を機能させ続けることの方がずっと簡単だと思うでしょう。では、**なぜ**私たちにはこのように衰え、死んでいくプロセスがあるのでしょうか？」

１９９０年代後半、線虫の栄養感知ネットワークの役割が明らかになりつつあった頃、リンダ・パートリッジとデビッド・ジェムズは、彼女のモデル生物であるショウジョウバエの同じネットワークが、寿命や老化と関係があるかどうか熟考していた。パートリッジは、その可能性は低いと考えていた。しかし、癌に関連する細胞の成長と増殖のメカニズムに関心をもつ別の同僚、サリー・リーバースがショウジョウバエの栄養感知ネットワークを研究していた時、まったく偶然に、成長に大きな影響を与える単一の遺伝子（この遺伝子に変異があると、矮小なハエが発生する）を発見したことから、パートリッジとジェムズはこの疑問を検証する機会を得たのである。

癌細胞の内部構造に光を当てたことで、リーバースの発見は「科学者の間で熱狂を起こし、この経路にある他の遺伝子が分離されたのです」とパートリッジは言う。しかし、その変異したハエが通常より長生きするかどうかは、誰も観察していなかった。「彼らは、（老化には）少しも興味を示さなかったと思います。それは科学における僻地と考えられていたのです！」と彼女は笑った。しかしながら、科学者たちは喜んでロンドン大学の研究者に自分たちの変異したハエの株を分け与え、パートリッジらはすぐに、変異させたり完全にノックアウトするとハエの寿命を最大で48％のばす遺伝子を特定したのである。彼女らは、この新しい遺伝子を、小型のハエを作り出す効果があることから「ｃｈｉｃｏ（スペイン語で「小さい」の意味）」と名付け、その成果を２００１年のサイエンス誌に発表した。ｃｈｉｃｏは、線虫のｄａｆ－２と同様、栄養感知ネットワークの上流で働き、同じカスケード現象（カスケードは本来階段状に連続する滝を意味し、連続的な反応を示す）を引き起こし、世話役遺伝子のＦＯＸＯを呼び覚まして細胞核に送り込み、防御遺伝子の一群のスイッチをオンにする。

「進化の研究から明らかになった結論の１つは、老化プロセスには多くの異なる遺伝子が寄与しているということです。ですから、突然に寿命をのばす単一遺伝子の突然変異体があらわれた時には、非常に興味をそそられました。このような変異体があらわれるとは思ってもみなかったのです」とパートリッジは言う。線虫のａｇｅ－１、ｄａｆ－２、そしてショウジョウバエのｃｈｉｃｏが、それぞれ異なる生物において同じ信号伝達ネットワークを介して働くという発見は多くの仮定を打ち砕き、ある種の革命を引き起こした。無脊椎動物で発見されたこの現象は、種の階層を越えてどこまで広がっているのだろうかという明確な疑問が生じたのである。

誰もが知りたがっていた、それが2年も経たないうちに、脂肪細胞に特異的なインスリン受容体をコードする単一遺伝子を完全にノックアウトすることによって、寿命が18%のびたマウスの報告がなされたのである。その後間もなく、栄養感知ネットワークに関与する他の多くの単一遺伝子の変異により、マウスの寿命が数か月延長されることが判明した。しかし、地上での日数延長よりもはるかに重要なのは、「老化によって悪化することのほとんどが、変異体ではよりゆっくりと悪化するということの発見である」と、パートリッジは2016年にスウェーデンで開かれたMolecular Frontiersシンポジウムで語っている。

パートリッジは、彼女の主張を説明するために、一方だけが遺伝子操作でインスリン受容体をノックアウトされた2匹の同腹仔のマウスのスライドを大きなスクリーンに映し出した。2匹のマウスは2歳ちょっと過ぎで、通常のマウスは毛並みが乱れ、白内障が始まり、骨粗しょう症で猫背になり、足元がふらつき、明らかに老けて見えるのに対し、もう1匹は若々しく元気に見えた。互いに無関係と思われる組織や身体のシステムがこれほど広範囲にわたって加齢性疾患から守られていることに、特に興味をそそられるとパートリッジは言った。このことは、「私たちは、老化の根本的なプロセスについて本当に何か突き止めたのだ」ということを意味している。

しかし、ヒトはどうであろうか？　この中に私たちに直接関係するものがあるのだろうか？それを明らかにする方法は、栄養感知ネットワークに注目し、モデル生物で寿命に影響を与えることが示された遺伝子と類似したヒトの遺伝子で試験することであった。無脊椎動物には世話役遺伝子のＦＯＸＯが１つしかないのに対し、ヒトをはじめとする哺乳類には４つもある。そして案の定、２００８年に、ＦＯＸＯ３遺伝子の自然変異と長寿の間に強い関連があることを示す論文を、ハワイのホノルルにある研究所のブラッドリー・ウィルコックス率いる科学者グループが発表した。研究対象は、95歳以上の日系米国人男性２１３人であった。この２１３人を同じ地域に住む４０２人の対照群と比較したところ、対照群では81歳を超えて生存している人はいなかった。ＦＯＸＯ３Ａという遺伝子の変異は、ヒトの５つの候補遺伝子群の中で、２つのグループ間で最も顕著な違いを示した。その結果、この遺伝子の変異を受け継いだ人たちは、対照群よりも癌、心血管疾患、認知機能の低下が少なく、平均年齢が11歳高いにもかかわらず身体的に強く、足腰がしっかりしているなど、多くの面でいいことずくめのようであった。

ウィルコックスらの最初の論文以来、ＦＯＸＯ３Ａが健康や寿命に有益であるという証拠が、漢民族、アシュケナージ系ユダヤ人、カリフォルニア州に住む人々、ドイツ人、イタリア人、デンマーク人などの集団を対象とした研究から得られている。ニューヨーク市のアシュケナージ系ユダヤ人の百寿者を研究している研究者たちは、彼らの長寿と、細胞表面にあるインスリンや成長ホルモンの受容体の変異との間に関連性を見出した。見覚えはないだろうか？　これはまさに、ケニヨンらがｄａｆ－２突然変異をもつ線虫で発見したことのヒト版である。

極端に高齢まで生きるということは、より長く健康を維持することに成功したに違いないと考えるのは理にかなっている。しかし、健康的な加齢と長寿の関係を示す実証的な証拠は驚くべきものであり、示唆に富んでいる。米国のボストンにいる研究グループが、百寿者約１５００人のうち、最高齢とされる１０５～１１９歳の５３４人の病歴を調査した。百寿者を97～99歳の３４３人、47～96歳の４３６人の対照群と比較したところ、死亡時の年齢が高いほど、癌、心血管疾患、慢性肺疾患、糖尿病、認知症、脳卒中など、深刻な加齢性疾患に初めてかかった時期が遅く、虚弱（フレイル）高齢者として過ごした期間が短くなる傾向があることが判明した。

つまり、重篤な障害を抱えたまま生涯を終えた人の割合は、90代後半で亡くなった人の９・４％、１００～１０４歳で亡くなった人の９％、１０５～１０９歳で亡くなった人の８・９％、最高齢者の１１０～１１９歳で亡くなった人の５・２％に過ぎないのである。実際、１０４人の１１０歳以上の長寿者（スーパーセンテナリアン）のうち10人は、人生の最後の３か月まで深刻な病気を免れたのである。一方、特別長寿でないとされた対照群では、彼らの人生のうちの平均17・９％の期間を慢性的な病気に苦められていた。

しかし、遺伝学に話を戻すと、この時点で注意しなければならないことがある。栄養感知遺伝子に関して明らかにされたこと、つまり地球上の最も単純な生物から最も洗練された生物まで当てはまるように思われるパターンが、老化の「鍵」、つまりマスタースイッチのようなものであるという指摘はない。そのようなマスタースイッチが存在しないことを示す証拠はたくさんある。age－1、daf－2、chico、FOXOなどの遺伝子や、他の生物に存在する同等の遺伝子は、氷山の一角を形成している。その下流に潜む複数の稼動因子の探索が続けられている。2017年半ばの時点で、科学者たちは、モデル生物において寿命（つまり老化の速度）に影響を与える2152個の遺伝子を同定し、ヒトにおいては307個の遺伝子を同定している。これまでの研究から、ヒトの寿命の約20～30％は遺伝的な影響、残りは環境の影響であると考えられている。興味深いことに、モデル生物とヒトの両方で同定された寿命に影響を及ぼす遺伝子の多くは、第4章で老化細胞との関連ですでに紹介した、栄養感知ネットワークのもう1つの重要な担い手であるTOR信号伝達系に関与している。

デビッド・ジェムズが「ネイキッド・サイエンティスト」という番組のインタビューに答えて語った、遺伝学に関するこのすべての研究から引き出される説得力のあるメッセージは、「老化は可塑的なものです。固定されたものではありません。変更可能なものなのです」ということである。そして、この発見は「非常に、非常に奥深いものです。この分野の多くの考え方を形成してきました」。そして、老後の苦しみを最小にするために何が可能かについて、非常に魅力的な手がかりを与えてくれた。

さまざまな新しい考え方が表面化してきており、その中には、代謝の副産物であるフリーラジカルが細胞内で糖質を燃料として燃焼することによって発生すると考える酸化損傷に関する難解な理論は、その焦点が常に狭過ぎたということを指摘するものもある。結局のところ、フリーラジカルを発生させる通常の代謝プロセスがあらゆる生物のエンジンを動かしているのであり、エネルギーとして糖質を燃焼させる際に避けられない副産物を処理する方法は、車のエンジンの燃料フィルターのように、システムに組み込まれているという議論が続いている。

しかしながら、生物のエンジンにはこのようなランダムで予測不可能な脅威も数多く存在し、その都度、あらゆる手段を使って対処していかなければならない。このような脅威は、私たちが生活している環境からやってくる。例えば、私たちが食べる食物や接触する化学物質がそうである。私たちの体にとって、フリーラジカルよりも、こうした外部からの脅威（すなわち「生体異物」）を中和することの方がはるかに大きな課題である。必然的に、このような脅威にうまく対抗することができないこともあり、長年にわたってダメージが蓄積されていくことになる。

この主張は説得力があり、今日でも老化の「磨耗や損傷（擦り切れ）」のパラダイムに固執する科学者たちは、はるかに広い範囲の損傷のプロセスに注目している。しかし、ジェムズとパートリッジは、遺伝子のデータを研究してより抜本的な、まさに革命的な解釈を提唱した。老化がダメージの蓄積と維持システムの故障によって引き起こされるという説を支持する代わりに、データが正反対のこと、つまり、老化はシステムの**故障**によってではなく、システムの過剰な働きによって引き起こされるということを示しているとしたらどうだろう？言い換えれば、私たちが生きるための自然なプロセスが、年をとってからも単に長く働き過ぎた結果なのだろうか？

これは老化の「機能亢進説」で、生物学者で癌の専門家であるミハイル・ブラゴスクロニーが2008年に初めて提案したものである。この理論の核心は、老化は変異体ではなく、生殖を経て受精卵から成体へと成長を促進するのと同じ正常な遺伝子（一般に「野生型」遺伝子と呼ばれている）の働きによって引き起こされるという考えだ。これらの遺伝子は、選択された発生プログラムを超えて働き続けるが、生殖後の人生では進化の制御が弱まり、もはや適切でない活動が、やがて病気や死につながる。

「生物学が言っているのは、野生型遺伝子が病態を引き起こしているということです。遺伝子は生物を誕生させ、成熟させ、そしてそのまま続けて病態を発生させるのです」とジェムズは説明する。この観点から見ると、老化**そのもの**が病気のプロセスであり、私たちが加齢性疾患として認識している癌、心臓、血管や脳の問題などの明確な病態は、健常から逸脱してそれぞれ独立して起こるというよりも、連続した老化という疾患の中でそれぞれが最も苦痛を感じる通過点に過ぎないと考えている。

実に魅力的なアイデアだ。では、機能亢進説の根拠は何なのだろうか？　ジェムズとパートリッジは、老年期の典型的な病態の多くには、細胞の減少や衰退というよりむしろ、細胞の暴走や過剰な肥大化が関わっていることを指摘している。癌、心血管疾患、糖尿病、アルツハイマー病などがそうである。膀胱から続く管が圧迫され、多くの高齢男性を悩ませる前立腺の問題も、過剰な増殖が原因であることが多い。また、骨粗しょう症で骨が脆くなるのも、骨格を形成する過程で骨を破壊する破骨細胞の活動が亢進し、骨を形成する細胞である骨芽細胞の働きとかみ合わなくなってしまうことが原因である可能性がある。

小さな線虫*C. elegans*もまた、機能亢進の証拠を示している。雌雄同体であるこの虫は、精子と卵子の両方を産生するが、成体初期には精子形成から卵子形成へと切り替え、自家受精の準備をする。生殖は、限りある精子を使い果たすと停止する。しかし、卵細胞に栄養となる卵黄を供給する細胞は働き続け、最終的には有毒なレベルまで蓄積される。「線虫は卵黄の油のようなもので一杯になり、一種の肥満になるのです」とジェムズは言う。「野生型遺伝子は卵黄の生産を制御していることがわかっています。だから、『有用なこと以上にそれをやり続けているから、黄身が溜まっているのだ』と言えるのです。まるで水道の蛇口から水が出続けているようなものです。どこが悪いということもなく、ただやるべきことをやり続けているのです」

「線虫では、これらの老化の病態は、短命の動物であるために非常に速く進行し、少し単純になります。高等動物では、あまり明確ではありません。つまり、線虫では、水道の蛇口から水が流れ出して、すべてが急速に進行するということもあり得るのです。しかし、高等動物では、水滴がぽたぽたと滴り落ちて徐々に累積的な変化が起こり、最終的にはさらなる変化を誘発するようなカスケードが発生するのです」。重要なのは、daf－2遺伝子に変異をもつ線虫は卵黄で満たされることなく、超長寿であるということだ。

では、機能亢進説では、磨耗や損傷（擦り切れ）の問題はどうなるのか？　デビッド・ジェムズは、分子の損傷は老化の一端を担ってはいるが、一般的には老化の原動力というよりも、老化の結果あるいはその引き金になるものだと考えている。彼は、手榴弾が部屋を吹き飛ばすのに例えている。分子的な損傷は手榴弾のピンであり、野生型遺伝子の活性はTNT（トリニトロトルエン）火薬である。「もし何が損傷を引き起こしたのか、ピンを抜いたことなのか、それともTNTなのかと問われれば、実質的にはTNTが主な原因だと言うでしょう」と述べている。癌が特によい例で、DNAの損傷はそのプロセスを開始させるものではあるが、死に至らしめる腫瘍を形成するのは細胞の無秩序な増殖である。

リンダ・パートリッジは、同じ議論を拮抗的多面発現（antagonistic pleiotropy）という観点から組み立てている（第1章を覚えているだろうか？　つまり、発育中の若い生物に有益な効果をもたらす遺伝子が、その後の人生では有害な効果をもたらすということである)。「栄養信号伝達ネットワークは、若さの特性である成長と生殖にとって非常に重要です」と彼女は説明する。「しかし、もはや若くなくなった細胞にとっては、細胞に負担をかけるようなレベルに設定されているようです。おそらく、DNAに少し傷がついてタンパク質の制御が壊れ始めたりすると、突然『すべてを活性化しろ、ものを作れ』と、この信号伝達経路に命じられるのです……細胞はそれを処理できず、機能的な若い細胞で起こるよりも大きなダメージを受けるのです」

機能亢進説はまだ主流ではなく、老化に関する遺伝子研究のほとんどは栄養感知ネットワークに焦点を当てている。このような栄養センサーを操作する1つの方法として、以前から科学者を魅了し、また世界でも少数の断固とした「不老不死論者」に支持されてきたのが、食べる量を、程度の差はあれ、劇的に減らすというものである。この方法はカロリー制限、あるいは食事制限として知られているが、これには波瀾万丈の歴史がある。

第8章

少食で長生き？

　1935年、米国ニューヨーク州イサカにあるコーネル大学の科学者たちは、老化という大きなジグソーパズルの重要なピースを発見した。しかし、その重要性が広く認識されるには、さらに半世紀を要することになった。米国の生化学者であり栄養学者でもあったクライブ・マッケイとその同僚たちは、成長速度、身長と寿命の関係に興味をもち、多くの実験用ラットを用いてこの関係を調べる研究に没頭していた。

　科学者たちは、必須栄養素を欠いた餌を与えられたラットは通常よりも成長が遅く、成体になっても発育が不良であるだけでなく、病気にかかりやすく、早く死ぬ傾向があることをすでに知っていた。しかし、もしラットが成長するのに必要な栄養素をすべて与え、成長を遅らせるためにカロリーだけを減らしたとしたらどうなるのだろうかと彼らは疑問に思った。好きなだけ食べることを許されたラットと同じ大きさまで成長するのだろうか？　また、成長速度は、成熟時の大きさにかかわらず、寿命に影響を与えるのだろうか？

72匹のげっ歯類を2種類のカロリー制限食に36匹ずつ割り振り、さらに完全カロリー食を与えて自由に餌を食べられるようにした34匹の対照群を設けて、4年間にわたり研究した結果、寿命に劇的な差があることが判明した。最も厳しいカロリー制限食に割り振られた群の中には、対照群の2倍以上も長生きした個体もあった。（一般に、この効果は雄ラットの方が雌よりも顕著であった。）

マッケイはコーネル大学畜産学の教授で、彼の研究室では米国の肉牛と乳牛の生産を向上させることを主な研究テーマとしていた。しかし、マッケイ自身は長い間、老化の生物学に興味があり、彼が研究室のラットで発見したことが、畜産業に役立つだけでなく、彼のもう1つの関心事（老化の生物学）を研究するためのすばらしい新ツールであることをはっきりと理解していた。「カロリー以外は完全な飼料を与えることにより成長を遅らせることで、老化を研究するための超高齢動物を作り出すことが可能になる」と、彼は1939年の論文にかなりまじめに書いている。

米国のカリフォルニア大学デービス校獣医学部のロジャー・マクドナルドとジョン・ラムゼイは、2010年に発表した75年にわたるカロリー制限研究のレビュー論文で、この戦略が「老化と長寿の生物学的プロセスの全体的な理解に、他のどのモデルよりも貢献した」とやや強めに評価し、「生物学や医学におけるこれまでの最大の発見の1つ」とさえ評している。とはいえ、カロリー制限という考え方が認識されるには、かなり長い時間がかかった。マッケイの論文が*Journal of Nutrition*誌に掲載されてから約40年後、彼のラットでの研究が老化と関連していることに気づき、研究を始める人があらわれたのだ。その中で、カリフォルニア大学ロサンゼルス校（UCLA）の風変わりな病理学教授ロイ・ウォルフォードが、カロリー制限の代表的な人物となった。

ウォルフォードはもともと、免疫系の研究に使う健康な老齢マウスを大量に生産するために、この方法を用いていた。ウォルフォードの研究室は、1970年代から80年代にかけて、カロリー制限（愛好家の間ではCR〔calorie restriction の略〕でよく知られている）が、げっ歯類の寿命をのばすだけでなく、加齢に伴う虚弱（フレイル）や心血管疾患、癌、糖尿病、神経変性などの病態の発生を、しばしば劇的に遅らせることを証明した研究室のうちの1つであった。言い換えれば、ラットやマウスに元気で病気もなく過ごせる期間を追加で何年も与えるということである。（実際、カロリー制限をしたマウスの死因はわからないことが多く、まさに精力を使い果たしたかのようであると、研究者が言っているほどである。カロリーを制限されたマウスは、ある日元気だったかと思うと、次の日には明らかな病理所見もなく死んでしまうのである。）

ウォルフォードがカロリー制限の研究を始めた当時は、寿命をのばすための食事制限は若い動物で始めなければならないという前提があり、実際、成体マウスのカロリーを劇的に減らしたところ、すぐに病気になって死んでしまった。しかし、彼と彼の大学院生リック・ワインドリュックは、成体マウスのカロリーを3か月かけて徐々に減らしていき、20%まで寿命をのばすことに成功した。これが決め手となって、ラットやマウス（そして、どうやらミジンコもそうらしい！）に効くものはヒトにも効くはずだとウォルフォードは確信し、1984年に彼は自らカロリー制限ダイエットを実践した。男性の1日の摂取カロリーの目安は2500キロカロリーだが、ウォルフォードは1600キロカロリーに抑え、不足しないように栄養のバランスに気を配った。

頭を剃り、垂れた口髭を生やし、バイクに乗って忙しい研究室から定期的に抜け出しては冒険をするといった、この多彩な科学者に魅了された記者たちに、彼は、少なくとも120歳まで生きたいと語っていた。

ウォルフォードは、アフリカ大陸を徒歩で旅し、そして、「聖人の直腸温を測る」ために腰布1枚の格好でインドを横断した〔聖人のような格好でインドを旅して自身の生命力を試した〕こともあるとは、この奇妙な内容を記した、彼の多くの訃報記事ライターらによる。ウォルフォードは「人生の道しるべ説」について、ロサンゼルス・タイムズ紙に次のように語っている。たとえノーベル賞の受賞につながろうとも、研究室で一生懸命働いているだけでは、何年もがあっという間に過ぎてしまう。だから、「危険で風変わりな活動で時間を区切ることが有効だ」と彼は考えたのだ。

その中で最も注目を集めたのは、科学の名において、1991年に灼熱のアリゾナ砂漠で2年間、人間テラリウム〔陸生飼育槽〕に閉じこもった8人（男性4人、女性4人）のチームドクターとしての活動であった。これは、他の惑星での長期滞在の実現可能性を検証するための宇宙ステーションのプロトタイプ、バイオスフィア2である。バイオスフィア2（私たちの地球は、バイオスフィア1である）は、ガラスドームの下に熱帯雨林、サバンナ、砂漠、海、沼地の5つの自然生態系と農業ステーション、居住区を含む1・27ヘクタール（3・15エーカー）の密閉された生態系であった。運営に必要な技術的な設備類は、地下に収納されていた。

バイオスフィア2は、空気、水、有機物を循環させ、食料は自前の農場で生産するという自給自足が前提であった。しかしながら、これは無理な計画であった。擬似宇宙ステーションの乗組員は、2年の間に昆虫を含む3800種の動物の20％以上を失い、酸素も通常のレベル〔地球の下層大気の酸素濃度は約21％〕から14・2％にまで低下してしまうという悲惨な状態に陥ったのである。しかし、ここで最も重要なことは、食料の生産に苦労していることである。彼らの健康とウェルビーイングに関わる責任者であるウォルフォードは、厳しい食事制限を課さざるを得なかった。その結果、ウォルフォードは、1日1800キロカロリー以下でありながら、生命維持に必要な栄養素はすべて摂取することができる食事療法を考案することができた。

どう考えても、バイオスフィア2の乗組員にとっては、常に空腹に悩まされ、感情的な緊張を強いられるストレスフルな状態であった。皆、体重が激減したが、ウォルフォードが興奮したのは、血圧やコレステロール値の劇的な低下やブドウ糖の代謝効率の向上など、げっ歯類でのカロリー制限の研究で示されていたような重要な生理学的改善が、彼らに見られたことであった。さらに、カロリー制限をすると免疫系が弱まり、ウイルスを撃退したり傷を治す能力が低下することが知られているが、彼らは病気にならなかった。

ウォルフォードは、バイオスフィア2のデータから、カロリー制限が長寿と健康な老後への道であることを確信したのである。空腹は、それらの豊かな恩恵の代償としては小さなものだと、彼個人としては感じていた。彼は、10年以上にわたって続けてきたダイエットによってより健康になったと感じたと、数年後にカリフォルニア州サンタモニカにある彼の自宅を訪ねた英国BBCのピーター・ボウズ記者に語った。ウォルフォードは、睡眠時間が短くて済むようになり、知的好奇心が刺激され、ウェルビーイングと活力に満ちあふれるようになった。「これらのことすべてよりもケーキを食べることの方を選ぶのであれば、どうぞケーキを食べて下さいと私は言うよ」と彼は述べた。

しかし、ロイ・ウォルフォードは、その驚異的な自制心から報酬を得ることはなかった。

彼は、2004年に運動ニューロン疾患のため79歳で亡くなった（彼は、カロリー制限が致命的な病気の進行を遅らせ、余分な時間を与えてくれたと信じていた）。しかしながら、彼は、カロリー制限を老化研究の議題にしっかりと位置づけることに貢献し、また彼の多くの著作によって、不老不死とはいかないまでも、もっと長生きしたいと願う何百万もの一般の人たちの想像力をかき立てた。多くの人々が、彼の厳格なライフスタイルに触発され、それを実践している。彼らは自らをCRONies（クロニー、calorie restriction with optional nutritionの略で、最適な栄養摂取下でカロリー制限する人々の意味）と呼び、現在約7000人が米国を拠点とする国際的なCalorie Restriction Societyに所属しており、厳格な食事がヒトに与える影響を研究する研究者にとって有益な多くのデータを生み出している。

ディーン・ポメローは、2000年以来CRONiesとして活動している。「私が始めた頃は、Calorie Restriction Societyのメーリングリストに参加する人々のコミュニティが大きくなり、活気に満ちていて、とてもエキサイティングな時代でした」と、米国のフィラデルフィアにある自宅からスカイプで話してくれた。「カロリー制限は、初期のげっ歯類のモデルから推測して、寿命を20年あるいは30年のばせるという大きな期待があり、私たちの多くはそれにとても魅力を感じていました。科学者の取り組むべきダイエットみたいなものでした……下等動物での最先端の科学的知見をヒトに応用して、将来大きな成果が得られるようにと、新しい領域を開拓しているようなものでした」と彼はにっこり笑った。「私たちは皆、納得のいく結果が得られるまで時間がかかることに満足していました。それが前提条件の1つでしたので！」

ポメローは当時、自らテクノロジー企業を経営する野心的な起業家で、無人自動車の開発の中心人物であった。コンピュータ科学者である彼は、米国のカーネギー・メロン大学で、ニューラルネットワークが道路からの情報をどのように処理するかをテーマに博士論文を書き、この技術は衝突防止装置の開発に応用された。1995年、ポメローは研究仲間のトッド・ジョーカムとともに、初歩的な自動運転車「ナブラボ」を走らせ、「No Hands Across America（手放しで米国横断）」と名付けた遠征で、米国大陸の海岸から海岸まで4500キロメートル（2800マイル）を走破した。ポメローは、テクノロジーとそれが約束する未来に大きな刺激を受け、それがカロリー制限を始める動機の1つになったと言う。「地平線上にたくさんのエキサイティングなものが見えてきて、それを見逃したくなかったのです」と彼は笑う。「30年後や40年後に実現していると思うクールな科学技術を見るために、健康でありたいと思ったのです」

彼がダイエットを始めた頃、米国のメトセラ財団〔メトセラとは旧約聖書に出てくるノアの祖父で、969歳まで生きたと書かれている〕の共同設立者であり、贅沢な髭を生やし、贅肉を削ぎ落とした体型の型破りな老年学者オーブリー・デ・グレイが提唱した「寿命回避速度（longevity escape velocity）」という考え方が流行していた。これは、時間の経過よりも速い速度で寿命をのばす方法を見つけると、事実上、死を回避することができるというものだ。「つまり、カロリー制限をすれば10年のびるということではなく、そのハードルを超えて非常に長く生きられるということなのです」とポメローは言う。「当時も、そしてつい最近まで、それが私のモチベーションでした。そして、カロリー制限をやっている多くの人のモチベーションでもあります」

現在、彼は1日1回早朝に、果物、野菜、ナッツ類、種子類、そして時々生のニンニクなどを食べるだけで、空腹を感じなくなった。「長年、空腹を感じたことがないのです。体は、どんな状況でも適応する驚くべき回復力と能力をもっていると思います。とても長い間これを続けてきたので、きっと空腹は荷物をまとめて家に帰ろうと決めたのです！　空腹にするのを諦めたのです」

ディーン・ポメローは、感じがよくて外向的で、リラックスして話し、彼の風変わりなところも微笑ましいが、ちょっとしたこだわりをもっていることを認めている。彼は、科学に魅せられ、動物実験の膨大な資料を読み漁った結果、体を冷やすとカロリー制限との相乗効果で、カロリーを消費しやすい褐色脂肪細胞の発生を促すと結論づけた。そこで彼は、自宅の地下にあるオフィスの温度を快適な温度より華氏10度（摂氏5・5度）ほど低く設定し、半袖で仕事をしている。また、定期的に氷を詰め込んだベストを着用し、研究室の科学者が提唱している以上のタイムを叩き出すため、個人的な摂生に取り組んでいる。

彼の明らかに型破りなライフスタイルが、彼の社会生活や家庭生活にどんな影響を及ぼしているのか、私には不思議だった。「カロリー制限を始めたばかりの頃は、最初の2、3年は布教活動をしていましたね。相手が望むと望まざるとにかかわらず、声が届く範囲にいる誰とでも、このことについて話し合うのにかなり熱中していました！」と彼は笑う。「でも、家族や職場の同僚、仕事以外の友人と仲良くなるには、そういうやり方ではいけないとすぐに学び、以来、声のトーンを落としています」

研究室に話を戻すと、数十年にわたり、カロリー制限はげっ歯類の他にも線虫やハエなど多くの生物で研究されており、それらの非常に短い寿命によって、科学者はカロリー制限の効果をもたらすメカニズムを探ることができた。（アカゲザルを使った実験も行われているが、これはカロリー制限が本当にヒトに長寿と健康をもたらすかどうか、他のどのモデル生物のものよりもよい指標を提供するためである。これについては後述する。）

これは、非常に複雑な作業である。第一に、食事に関する実験においてすべての変数を考慮することは大きな課題であり、特にさまざまな研究室で非常に多くの異なる食事療法が使用されている場合はなおさらである。第二に、身体のあらゆるシステムが食物や食習慣の影響を受けるため、原因と結果の因果関係を明らかにすることは、危険な景色の中を運転していて濃霧の中で道を見つけ出そうとするような困難を伴うものである。カリフォルニア州にあるバック研究所のパンカジ・カパヒとその同僚たちは、栄養感知ネットワークにいち早く着目した。栄養感知ネットワークとは、どのような食物が利用可能で、体がその資源をどのように配分すべきか、つまりリサイクルや修復やストレス抵抗など体を保護するメカニズムか、あるいは潜在的にダメージを与えるような成長プロセスに配分するかどうか、細胞に伝達するシグナルによって引き起こされる一連のカスケード〔連鎖反応〕である。

このネットワークの中心は、第4章で示したリン・コックスの驚異的に若返った老化細胞を顕微鏡で見た時に出会ったTOR、「target of rapamycin〔ラパマイシンの標的〕」である。カパヒは言う。「何かを食べるたびに、体はその食べ物をタンパク質または他の何かに変えなければなりませんよね？　それがこの分子、TORの役割です。この経路に変異があると、動物は小さくなります。この経路のすごいところは、植物からヒトまで保存されていることで、非常に重要な成長センサーになっているのです。ポスドクだった私は、もしこれが重要なセンサーなら、その活性を下げればヒトはより長く生きられるのではないかと考えたのです。そして、それを発見しました……私たちは、ハエの餌を制限すると寿命がのびるメカニズムにはTORが関与していると示すことができたのです。そしてそれは現在、複数の種で真実であることが判明しています」

ロンドン大学のリンダ・パートリッジによれば、カロリー制限の効果にとって明らかに重要なもう1つの要因は、「栄養素を摂取して代謝産物などを生成するこの大きな連鎖反応を起こさないこと、つまり、体が必要とせず、解毒して取り除かなければならないような代謝産物を作らないことです。そうすれば、体が物質をよりゆっくりと処理するのは、ほぼ間違いありません」

また、その成分が何であるかも重要であると彼女は考えている。近年、ロンドン大学でのハエを使った彼女の研究や、他の研究室でのマウスを使った研究からの証拠は、老化に対する食事制限の効果は食事に含まれるカロリーだけに起因し、健康な発育と生命維持に必要な栄養素をすべて含んでいればその組み合わせは重要ではないという長年の思い込みに疑問を投げかけている。カロリーを減らすだけでなく栄養素を工夫することで、モデル動物の寿命をさらにのばせることがわかってきた。例えば、パートリッジのハエの場合、餌のイースト菌（ハエにとってタンパク源）を減らした方が、糖分を減らすよりも大きな効果が得られることが、同一カロリー同士の比較で判明した。カロリーや栄養素の組み合わせの問題は未解決でいまだに論争の的となっているが、今日、ほとんどの老年学者たちは、「カロリー制限」ではなく、この戦略のあらゆる組み合わせをカバーする「食事制限」（またはＤＲ〔dietary restriction の略〕）という用語を用いている。

この章の冒頭で未解決のままにしておいた、１９３５年に行われたマッケイの最初のラットでの研究で見られた、カロリー制限に対する反応の性差についての問題に戻ろう。このことは、まだ少し先の話になるが、薬剤やその他のアンチエイジング療法の開発において研究結果を分析する際に、性別による影響の可能性を考慮することが急務であることを示しており、重要である。パートリッジは、この現象を自分のハエで調べてみて、マッケイのラットでの発見とは逆に、食事制限が雄の寿命より雌の寿命にはるかに大きな影響を与えることに早くから気づいていた。では、何が起きているのだろうか？　彼女は、研究室のポスドク、ジェニー・リーガンとモビナ・ケリチャの2人にその解明を依頼した。

研究チームはまず、ハエの雄と雌の間で、それぞれの組織が数週間のうちにどのように老化していくか、その違いを調べ、食事制限の影響を媒介するものの手がかりを探った。特に目立っていたのは腸だった。顕微鏡で見ると、雌の腸の内壁は整然とした蜂の巣状だったのが、加齢とともに細胞がモザイク状の無秩序な状態になり、穴や小さな腫瘍、傷が治った時の瘢痕組織などがあらわれ始めた。さらに、雌のハエの腸は、加齢とともに水漏れを起こすようになった。リーガンとケリチャは、餌に染料を入れ、若い雌では染料が腸を効率よく通過したが、時間が経つにつれて体の他の部分に入り始めているのを見つけた。雄の場合、数週間にわたってほとんど変化がなかった。腸の内壁は無傷のままであり、寿命が尽きる頃にも若い雄とほとんど変わらないように見え、消化器系から漏れることもなかったのである。2016年8月にスウェーデンのヨーテボリで開催された健康的な老化に関するシンポジウムで、パートリッジは「(その違いの) 多くは、雌のハエが雄よりもたくさん食べるという事実と関係しているのでしょう」と説明した。「雌は基本的に卵を産むためのマシンであり、体内で卵を作るためにたくさん食べなければならないので、腸は栄養素を処理するためにより多くのことをしているのです」

しかしながら、食事制限を行ったハエを調べたところ、年老いた雌の腸内環境は、自由食の雌ハエほどひどく悪化はしていなかった。このことから、2人の研究者は正しい方向に進んでおり、腸の劣化を遅らせることが食事制限による雌の長寿化の鍵であることが示唆された。しかし、確認のために彼らは、この小さなモデル生物がもつ不思議な生理機能を利用して、興味深い実験を行った。ショウジョウバエには性ホルモンがないため、性別は個々の細胞の染色体構成によって決まり、分化の過程でどちらかの道を歩むことになる。つまり、遺伝子の巧みな操作で雌雄混合のハエを作ることが可能であり、この実験の目的のために雌の腸をもつ雄のハエを作ることができるのである。しかし、それだけではない。ハエの腸にはいくつかの区画があるが、2人の研究者は、遺伝子組み換え生物の一番上の区画をそのままにして、対照として機能させたのである。この区画は雄の腸のように振る舞い続けるはずである。したがって、2つの区画の間に見られる違いは、環境に対する反応の違いであり、解剖学的な操作をしたために腸が混乱した結果ではないと、彼らは確信したのである。

案の定、改変された雄は年をとっても腸の対照とした部分は無傷のままだったが、雌化した部分は通常の雌と同じように劣化し、同様に漏出するようになった。興味深いことに、改変された雄は正常の雄と同じように餌を食べ続けた、つまり雌よりずっと食べる量が少なかったのだが、それでも雌の腸の病気が発生したのである。「このことは、雌の腸には餌に対する即時の反応という病理ではなく、餌をたくさん食べるという事実に対してあらかじめ適応している何かがあることを示唆しています」とパートリッジは述べた。

もともと雄のハエは雌より寿命が短いのだが、改変された雄はさらに短くなった。雄の免疫系は雌より弱く、雌化した腸の劣化に雌のように簡単に対処できないため、遺伝子改変されたハエは早死にするのだろうとパートリッジは考えている。「二重の苦しみを味わうことになるのです」。しかし、食事制限はこれら雌雄混合の雄にも、正常な雌と同様の利益をもたらす。食事制限は腸の劣化を遅らせ、ハエの寿命をのばすのだ。

すばらしい実験だが、私たちにとってどんな意味があるのだろうか？　「多くの実験がそうであるように、この実験もおそらく答えより疑問を多く提起していると思います！」とパートリッジは言う。「他のアンチエイジング介入に対する反応の性差を腸で説明できるのでしょうか？　マウスとヒトの腸の老化に性差はあるのでしょうか？（実は、腸は老化を媒介する可能性のある重要な組織としては、意外にも無視されてきたという）そして、性差がないもの＊であっても、一般的にアンチエイジング介入の効果にとって重要なのでしょうか？　そのため、特にマウスでは、腸をもっと詳しく調べることから始めなければならないと考えています」

＊すなわち、男女間の違いを示さないもの。

一方、米国の2つの研究グループが、数十年前に開始したアカゲザルを用いた食事制限研究の結果を近年報告している（サルは通常35～40年生きるため、霊長類の老化研究は特に困難である）。ある研究では寿命に影響がなかったが、別の研究では影響があった。「しかし、両者とも非常にはっきりしていたのは、老化の過程でほとんどすべての機能が改善され、サルはほとんど病気にかからなかったということです」とパートリッジは述べている。

また一方で、霊長類をモデルとして使っているディーン・ポメローは、科学的見地から、サルの研究結果を踏まえて食事とライフスタイルを改め、厳格な生活を緩めている。「ここ数年発表された科学研究の多くは、少なくとも高等哺乳類では、げっ歯類で見られるような劇的な寿命延長が得られるという考えに批判的である傾向があります」と彼は言う。「げっ歯類のデータでさえ、肥満を避けること、つまり、非常に軽いカロリー制限で、膝がふらつくほどのカロリー制限で見られる利益の大部分を得るには十分であることを示唆しています」

「しかし、私にとって本当のきっかけは霊長類の研究でした。そこでのメッセージは、『もしかしたら、それほど集中的に行わなくても効果が得られるかもしれない』というものでした」。そして、その効果とは、人生の晩年における健康の劇的な改善であり、主流の老年学者にとっては聖杯のようなものである。現在、長年にわたる強迫的なカロリー計算や食事への執着の結果生じる個人的苦痛や社会生活の混乱を伴わずに、食事制限の効果を再現することのできる薬剤の探索が行われている。

第9章

免疫システム
——最初の応答者

これまでの章で少し触れたが、癌、糖尿病、動脈硬化、関節炎から失明、肺疾患、認知症に至るまで、あらゆる加齢性疾患に共通する要因の1つは炎症である。この炎症は、皮膚が赤く熱くなったり、腫れたり膿が出たりするような私たちが見慣れた炎症ではなく、慢性的で低レベルの気づかれないタイプの炎症で、戦っている状態にあってそのスイッチを切ることがない免疫系がその原因の一部となっている。この慢性炎症は、生命維持のために円滑に動く機械の摩耗に大きく寄与しているため、イタリアの免疫学者クラウディオ・フランチェスキは、2000年にサイレントキラーという意味合いをもつ言葉として、「炎症老化（inflammaging）」と名付けた。

炎症老化にはさまざまな要因がある。老化した細胞は免疫系に信号を送り、除去される。この信号は、機能不全を起こした古い細胞が加齢とともに蓄積されることで持続するようになる。私たちは通常、腸内に生息する何十億という微生物とうまく調和しながら生きており、食物、特にデンプン質の分解と吸収を助けてくれている。しかし、加齢とともに腸の壁は弱くなり、前の章で見たハエのように穴が開き、微生物が血流に漏れ出すようになる。このような血液中に浮遊した微生物も、免疫系を常に活性化させ続けていると考えられている。また、フリーラジカルや代謝による老廃物など生きていく過程で生じるゴミも、年月が経つにつれて除去能力が低下し、蓄積される傾向がある。

これらのフリーラジカルのほとんどは、エネルギーを産生する、細胞のバッテリーに相当するミトコンドリアから発生する。しかし、科学者たちは、このバッテリーが炎症老化を引き起こすという、もう1つの興味深い役割を指摘している。ミトコンドリアは、太古の昔に酸素を吸う細胞に取り込まれて消化されなかった細菌が起源と考えられている。細胞内に閉じ込められたミトコンドリアは、宿主の細胞質内の食物を利用して大量のエネルギーを産生し、やがて細菌と宿主の間に有益な関係が生まれ、お互いに活気づけて繁栄することができた。現在、ミトコンドリアは私たちの細胞の中に完全に溶け込んでおり、免疫系によって「自己」として受け入れられている。しかしながら、ミトコンドリアは、破裂した細胞から流れ出したり、老化や生活の乱れによって損傷を受けたりすると、彼らが細菌起源であることを思い起こさせる分子を放出し、外敵の侵入を免疫系に警告する。

　脂肪組織あるいは脂肪は炎症の原因でもあり、太り過ぎが健康を脅かす理由の1つでもある。しかし、見た目は太っていない人でも中年になると脂肪が蓄積してくると、免疫学者で英国バーミンガムにある炎症・老化研究所の所長であるジャネット・ロードは言う。「年をとると、幹細胞が脂肪細胞になり始める傾向があります」と彼女は説明する。「つまり、かなり痩せた人でも、体中にたくさんの脂肪組織をもっている可能性があるのです。ある細胞の表面にある受容体が変化して、『筋肉細胞を作れ』とか『胸腺細胞を作れ』という信号を受け取れなくなり、『脂肪細胞を作れ』がデフォルト（標準の状態）になるようです」

　私たちの体の多くの細胞は、サイトカインという小さな信号分子を産生し、細胞間の継続的な対話の成分としてメッセージをやりとりしている。炎症性サイトカインは、免疫系と体の他の部分との間で連絡をとり合っている。この小さなメッセンジャーの最大の発生源の1つが骨格筋組織である。なぜなら、私たちの体には骨格筋組織が非常に多く、ここでバランスをとる必要があるからであるとロードは言う。不活発な筋肉は炎症性サイトカインを送り出し、活動している筋肉は抗炎症性サイトカインを作ってバランスを保っている。「運動が体によいのはこのためで、長時間座っているのが体に悪いのはこのためです。座っている時間の長さが、健康状態を悪化させる独立した危険因子であることを示す研究結果も出ています。だから、私のように朝のランニングに出かけましょう。でもその後、10時間も座りっぱなしでいるなら、わざわざ走る必要はなかったかもしれません。朝の運動の効果がなくなってしまうのです」

その証拠の確からしさに基づき、ジャネット・ロードは、自分でスタンディングデスクを購入した。立っていると筋肉に負荷がかかって活発に動くが、座っていると筋肉はあまり活動しないからである。筋肉をどれくらい活発に動かすのが健康によいのか、あるいはどれくらい動かさないと健康に悪いのか、そのバランスはまだ誰にもわかっていないが、バーミンガムの彼女の研究チームは、それを明らかにするためにいくつかの研究を行っている。彼女らは介護施設の高齢者を調べているが、そこの住人は通常、1日の大半を座って過ごしている。そのうちの何人かは、1時間ごとに10分間、歩行器につかまってでも立ち上がるように指示されている。このグループの炎症マーカーが、同じ介護施設で普段通り座ったまま不活発な生活を続けている別のグループの炎症マーカーと比較された。

研究者たちはまた、健康で活動的な高齢者のグループを対象に、1時間、2時間、4時間とさまざまな時間で座ってもらい、どの時点で炎症促進信号と抗炎症信号のバランスが崩れ、炎症が発生するかを調べている。「今のところ、すべての医学的ガイドラインは『座りっぱなしを減らしましょう』と言っているだけです。なぜなら、それ以上のことはわかっていませんから」とロードは言う。「私たちは、『1時間ごとに体を起こしましょう』とか『2時間以上座ってはいけません』といった具体的なアドバイスができるようにならなければなりません。繰り返しになりますが、介護施設の管理者に対しては、『お年寄りを1日中ただ座らせておくのはやめましょう』とアドバイスすることができます」

免疫系は、低レベルで常にスイッチがオンになっていることで炎症老化を引き起こす他に、それ自体、時間とともに老化していく。基本的には、私たちの体の防御機構の役割は、細菌やウイルスなどの微生物を検知して殺すこと、繰り返し曝露される病原体に対して特別な武器（抗体）を作ること（これが、免疫記憶と言われる）、そして損傷した細胞や癌細胞のような異常な細胞を体外に排出することである。しかし、時間が経つにつれて、免疫系はあらゆる面で弱体化し、その働きの効率も低下することがわかっている。

この章では、傷害や感染に対する「最初の応答者」、いわば免疫系の救急隊員を取り上げる。その中でも重要なのは、「見張りの兵士（歩哨）」として働く樹状細胞だ。樹状細胞は、私たちの体が外界と最も近接しており、侵入者が入り込んでくる領域である皮膚や粘膜のすぐ下にいて、危険を察知すると、免疫系のより特殊な細胞に警告を発して活性化させることを主な目的としている。

樹状細胞については、次章で詳しく説明することにする。ここでは、第一応答者である白血球のうち、傷害や感染部位にとどまり、病原体を消滅させるためのいくつかの戦略をもっている好中球に焦点を当てたい。好中球は、病原体を飲み込み（貪食として知られるプロセス）、飲み込んだ細菌を毒性のある分泌物で殺すことができる。好中球は、飲み込んでいないすぐ近辺にいる細菌を殺す分子を放出したり、免疫系の他の細胞から感染部位に援軍が来るように信号を送ることができる。また、病原体が通過する際に、それを捕捉するように設計されたDNA鎖を作っている物質でできた粘着性のあるNETs（neutrophil extracellular traps：好中球細胞外トラップ）を放出し、感染の拡大を阻止することができる。「NETsは多くの点でバランスを保つシステムであり、免疫系の比較的動きの遅い細胞が運動性の高い、あるいは循環している細菌を『捕らえる』ことを可能にします。基本的には好中球を蜘蛛のような捕食者に変え、罠を仕掛け、獲物が来るのを待つのです」と、カナダにあるカルガリー大学のクレイグ・ジェンヌとポール・キューブスは書いている。

高齢者の体内の好中球は、若い人の体内の好中球と比べて、飲み込んだり殺したりする効率も、DNAの網をかける効率も、それほど高くはない。しかし、第4章で簡単に紹介したように、これらの免疫細胞の最大の問題の1つは、方向感覚を失ってしまうことである。炎症促進信号に反応すると、高齢の好中球は、まるで故障したGPSをもった救急隊員のように、組織内を傷害部位に向かってジグザグに移動し、行く先々で巻き添え被害を与えながら進んでいくのだ。好中球の移動パターンと組織への影響を調べたバーミンガムのロードのチームは、「健康な高齢者でも、好中球が感染部位を探すために体内をさまようだけで引き起こすダメージは、若い人の2倍になる」ことを発見した。では、人生のどの時期に問題になるのだろうか？　ロードは、「40代から50代ではほとんどの人に見られますが、問題ないでしょう。しかし、60歳や70歳になると本当にひどいんです。正しい方向に効率よく動く好中球を見つけるのに苦労しますよ」

　混乱した好中球は目的地に行き着くのが遅いが、そのことが、子どもの頃に遊び場で膝や肘を擦りむいてもすぐにかさぶたを作っていた時と比べて、年をとると傷の治りが非常に遅くなる理由の1つである。また、高齢者が感染症に弱いのも、このような理由からである。肺炎のような重度の感染症では、高齢者の好中球は通常よりもさらに混乱し、病巣に移動する際の巻き添え被害が大幅に増加する（最大で、若い人の5倍）ため、全身衰弱の強力な原因となるのだ。若い人の好中球も重度の感染症にかかると方向感覚を失うが、すぐに肺炎にかかる前のレベルの効率に戻るのに対し、高齢者の好中球はＧＰＳをリセットすることができないため、感染症を繰り返しやすいのである。

　しかしながら、高齢者の好中球の問題は、遊走不良や病原体を死滅させることの難しさだけにとどまらない。高齢者の場合、これらの細胞は、そもそも炎症促進信号への反応が極めて鈍いことが多い。なぜか？　それは、慢性的な炎症のためであることが判明している。つまり、好中球がすでに活性化されており、背景にあるノイズの中で新しい信号をはっきりと「聞く」ことができないためである。この発見が、ロードと彼女の同僚にあるアイデアをもたらした。彼女の研究室では、細胞内の信号と反応の間の経路を解明しており、この通信経路を標的にできる薬剤があることを知っていたのだ。その薬剤とはスタチンで、すでに何百万もの人々が血中コレステロールを下げ、心臓病から身を守るために使っているもので、ロードとその同僚たちは、この薬剤が劣化した好中球の走行能力を改善させることを発見していた。もし、このようなスタチンを使って、高齢者の好中球の持続的な活性化を中断し、方向感覚をいくらか回復させたらどうだろう。そうすれば、深刻な新しい感染症が発生した時に、より効果的に対応できるようになるだろうか?

彼女らが研究室で好中球を対象に実験したところ、効果があった。そこで、健康な高齢者の少人数グループで試してみたところ、スタチンを2週間服用するだけで、高齢者の好中球が若い人と同じように走行できるようになることがわかった。また、高齢の肺炎患者の好中球にも同じ効果があった。しかし、他の目的ですでにスタチンを日常的に服用している人たちはどうなのだろうか? ロードと同僚のリズ・サペイは、彼らがスタチンを服用していない人よりも肺炎から生き延びるチャンスがあるかどうかを知りたかったのだが、それを調べるのは難しいことではなかった。彼女らの研究室は、2010年に建てられたバーミンガムのクイーン・エリザベス病院内にあり、年間約100万人の患者を診察する忙しい病院であるという希少な環境にあったからである。この病院はペーパーレスで、患者に関することはすべてベッドの端にあるiPadに記録される。数日のうちに、ロードが調査のために派遣した学生が、肺炎で入院した高齢者のうち、すでにスタチンを服用していた人は、そうでない人よりも感染症で死亡する確率が低いと報告してきたのだ。

「スタチンを投与された人の血中コレステロールがどの程度低下し、健康にどの程度の効果があるのかを見てみると、あまりよい相関がないことが長い間にわかっていました」とロードは言った。「スタチンを投与してもコレステロールがあまり下がらない人もいれば、かなり下がる人もいますが、皆、薬剤の恩恵を受けているようです。スタチンは炎症を抑え、好中球を改善させ、そして（より特殊な）T細胞の機能を向上させるので、おそらく免疫系への影響がより大きいと考えています」。スタチンが心臓血管の健康だけでなく、免疫系の強化のためにも推奨されるべきかどうか、現在、大規模な臨床試験が進行中である。

骨折は何歳になっても大きな問題だが、特に高齢者にとって致命傷になりかねない。腰回りの骨を骨折した高齢者のおよそ4人に1人が、1年以内に死亡すると言われている。バーミンガムにいるロードの研究チームは、その理由を探ることにした。これまでの研究から予想されるように、老化した免疫細胞はけがに対してあまり効率的な反応を示さないが、ストレスホルモンの影響によってさらに悪化することがわかった。骨を折ると、まず血流にホルモンのコルチゾールが大量に流れ込む。コルチゾールの役割は、緊急事態に対処するために体を活性化させること（「闘争または逃走」反応の一部）であり、免疫系の活動を含めて、そのために必須ではない機能を抑制することである。コルチゾールの放出後すぐに、ストレス反応機構はＤＨＥＡＳ〔dehydroepiandrosterone-sulfate の略：デヒドロエピアンドロステロン－サルフェート〕と呼ばれる免疫増強ホルモンのレベルを上げ、免疫バランスを速やかに回復させる。若い人ではそうなのだが、高齢者ではそうならない。ＤＨＥＡＳの産生量は30歳をピークに減少していくので、高齢で腰の骨を折った患者では免疫バランスが回復しない。そのため、高齢者の腰の骨折では、肺炎、尿路感染症、院内感染などの感染症にかかる危険性が高くなる。

しかしながら、興味深いことに、ロードの調査は、この真犯人が単にコルチゾールとＤＨＥＡＳのバランスの悪さだけでなく、うつ病の影響もあることを明らかにした。うつ病は、腰回りの骨折患者の3分の1以上がかかっており、おそらくそれもホルモンのアンバランスが原因である。なぜなら、ホルモンのアンバランスは気分に影響を与えることが知られているからである。好中球の活性を調べたところ、すべての患者で、この重要な小さな戦士は依然として細菌を探して貪食することができたが、うつ病患者の好中球は、飲み込んだ病原体にとどめを刺すことができなかったのである。意外なことに、腰回りの骨の骨折の後、うつ病患者もそうでない患者も同様に虚弱（フレイル）になったが、うつ病にならなかった患者では、免疫抑制はそれほど大きくなかった。

しかし、人々が受けるトラウマが肉体的なものでなく、精神的なものであった場合はどうだろうか？　ロードと同僚らは、愛する人を亡くした高齢者の好中球活性を調べたところ、以下のようなことがわかった。「死別は、腰回りの骨の骨折と同じくらい強力なストレス要因であり、それが持続しました。死別した高齢者を1年間追跡調査したところ、彼らの免疫系は抑制されたままでした」。結婚して40年以上の夫婦のうち、どちらかが亡くなるともう一方がすぐに亡くなるという話をよく耳にするが、その話を思い出して、彼女はこう述べた。「彼らは感染症、そのほとんどが肺炎で倒れるのです。だから私はいつも、彼らは傷心で死ぬのではなく、免疫系の故障で死ぬのだと言っています」

第10章

免疫システム
——スペシャリストが引き継ぐ

これまで**自然免疫系**、すなわち、幅広い範囲の活性をもつ最初の応答者の免疫細胞について話してきた。ここでは、身体の防御機構のうちのもう1つ、私たちを繰り返し脅かす外敵に対して抵抗力をつける役割を担っている、より「知的」な部門である**適応（獲得）免疫系**について、加齢とともにその機能がどうなるかを見ていこう。この免疫系は脊椎動物（つまり、私たちのように背骨と脳のある生物）にしか存在しないと、米国のアリゾナ大学の免疫生物学教授であるヤンコ・ニコリッチ・ズギッチは言う。「非常に複雑な多細胞生物を守るために特別に進化したもので、とても高度に微生物に特異的です。その作用はレーザー光線のようであり、非常に、非常に正確な方法で病原体を排除するように編成されています」。

適応（獲得）免疫系は、私たちが遭遇する個々の異物を認識し、無力化するように設計された専門的な武器を開発することによって、病原体の排除を行っている。

適応（獲得）免疫系の細胞は、骨髄（bone marrow）で作られるB細胞と胸腺（thymus）で作られるT細胞である（だから、BとTと呼ばれる）。B細胞は、特定の微生物の侵入に反応して、個々に仕立てられた武器である抗体を作る。この抗体は、血液やリンパ液の中を循環し、その微生物が再度体内に侵入してきた時にすぐに戦えるようになっている。一方、T細胞は、侵略者（典型的なのが、細胞内に侵入したウイルス）と戦うように要求されると、まだ専門特化していないナイーブ細胞〔未熟なT細胞〕を重武装したキラー細胞に変え、非常に増殖して彼らのコピーを何十万個も作り出すことができるようになる。このキラー細胞は群れをなして攻撃し、ウイルスに感染した細胞を殺傷する。侵略者を打ち負かすと、これらの専門特化した細胞兵士の大半は死ぬが、少数の兵士は生き残り、侵略者の記憶を保ったまま兵舎に帰ってくる。この「メモリーT細胞」は、微生物の再侵入を認識した瞬間に活動を開始し、数百万個の特別に仕立てられたキラー細胞を再び産生する。

これが、免疫やワクチン接種の基本原理である。適応（獲得）免疫系は非常に効率的であるため、私たちは再侵入にさえ気づかない。これまで見てきたように、加齢に伴って身体の防御機構のあらゆる部分も老化し、命令系統に沿って発生する小さな欠陥が互いに影響し合って、全体としてますます深刻な免疫不全を引き起こすようになる。

前章で、樹状細胞について簡単に触れた。樹状細胞は見張りの兵士（歩哨）として働き、侵略があった時に適応（獲得）免疫系を活性化させる役割を担っている。樹状細胞は、侵入してきた生物の断片を集め、体内のリンパ節という兵舎で待機している適応（獲得）免疫系の兵士であるB細胞やT細胞に提示し、呼び出すという役割を果たす。B細胞やT細胞は、それに応じて攻撃するための専門特化した武器を設計する。

アリゾナ大学の研究室で、ニコリッチ・ズギッチは、その歩哨（樹状細胞）と適応（獲得）免疫細胞との相互作用を研究している。樹状細胞は加齢に伴い、「注意深く調べてみると、微生物の取り込みが減少しているのです。そうなると、T細胞の始動が非常に弱くなります。なぜなら、樹状細胞はT細胞に微生物の分子を十分に提示できるほどには活性化されていないからです。また、樹状細胞は、T細胞が活性化するために必要な、その他の有用な因子や分子をすべて作っているわけではないのです」と彼は言う。

つまり、高齢者の体内の歩哨（樹状細胞）は、かなりぎこちない情報収集の仕方をしている。一方、適応（獲得）免疫細胞（B細胞とT細胞の両方）の集団は、長年にわたる刺激と増殖の繰り返しによって枯渇し、細胞のテロメアは短くなり、最終的には老化に至る。したがって、新たな侵入者の脅威に対応するために兵舎で待機していて、まだ教育を受けていないナイーブ細胞はそれほど多くない。老化したB細胞は十分な刺激を与えられず、質の悪い抗体を作り、一方で老化したT細胞は教育を受けた新しい兵士を作るのに苦労し、軍隊に蓄えられているわずかな専門特化したT細胞は記憶を失い始め、侵入者に対してますます無防備になってしまう。我が身に置き換えてみると、古くからの敵がこの機に乗じて再び攻撃を仕掛けてくることがある。

私が9歳の時、両親はアイルランドでトレーラーハウスを借りて、家族で休暇を過ごしていた。熱帯医学の研究者である父が赴任の合間ということもあり、ストレスの多い時期だった。私たちは3年間のボルネオ滞在から帰国したばかりで、父の次の赴任先が決まらない状態だった。休暇中に父は首にできものができ、妹は2日目に発疹が出て、体中に大きな湿疹ができた。数日後、私と姉も同じようになった。水疱瘡だった。トレーラーハウスは、病人4人と看病で負担をかけられた者1人には狭く窮屈で、2週間雨が降り続き、家族で過ごす楽しい休暇ではなかったと記憶している。

40年以上も前のことである。私は、世界保健機関（WHO）でHIV／AIDS〔ヒト免疫不全ウイルスおよび後天性免疫不全症候群〕について報告するため、セルビア共和国の首都ベオグラードに向かう飛行機の中で座っている。体の真ん中あたりに奇妙な神経の痛みがあり、小さな水疱ができ、皮膚は触ると敏感に反応するために、落ち着かず不快である。帯状疱疹だ。水疱瘡の原因である水痘・帯状疱疹ウイルスは、最初の感染後、神経細胞の中に潜伏し、若い健康な免疫系によって抑制される。しかし、加齢やストレスによって免疫の監視機能が低下すると、ウイルスはその拘束から解放され、皮膚の神経終末に移動して帯状疱疹を引き起こす。

しかしながら、高齢になればなるほどより予測しやすい脅威が、冬のインフルエンザの季節である。高齢者は特にインフルエンザにかかりやすいだけでなく、ワクチン接種は適応（獲得）免疫系がその特殊な武器を作り出すよう誘導することで機能するが、防御機構が老化しているためにワクチン接種に対する反応が悪いことが多い。さらに、ワクチン接種による予防効果は、細胞の記憶が薄れていくため、若い人ほど長くは続かない。75歳以上の人は、65歳以下の人の約2倍インフルエンザにかかる確率が高く、かかった人の3人に1人は命に関わる疾患として入院することになる。「米国内だけでも、毎年3万人から4万人がインフルエンザで亡くなっています」とニコリッチ・ズギッチは言う。「これは高齢者がかかる感染症の1つに過ぎず、死亡する人の95％以上は65歳以上です」

けれども、65歳以下では、インフルエンザで入院したり死亡したりする人はほとんどいない。第7章で紹介した英国にあるロンドン大学のリンダ・パートリッジによれば、カロリー制限をしない限りにおいてはとのことである。このダイエット法は、私たちを含む多くの生物種で老化を遅らせる効果があることが証明されているが、そのデメリットの1つは、免疫系を抑制してしまうことである。そして、管理され、ウイルスなどの侵略者のいない研究室の環境とはかけ離れた現実の世界では、これは致命的なことになりかねないのである。「食事制限をされた動物は通常、ウイルスを除去する能力が低いのです」とパートリッジは言う。

「特に注目されているのは、インフルエンザです。これはヒトでも同じで、自発的に食事制限をしている人は、インフルエンザにかかると大変なことになります」。食事制限を実施している人は傷の治りもよくない、と彼女は言う。「外傷や感染が疑われる場合は、栄養を補給しなければなりません！」

ここでよい知らせとして、身体の防御機能の低下を遅らせるために、私たちにできることがある。ライフスタイルが重要な役割を果たす。英国のバーミンガムにいるロードと彼女のチームは、55歳から80歳までの人々のグループで、成人になってから人生の大半をサイクリングに費やす自転車愛好家を集めた。「彼らはちょうど、『買い物に行くのに自転車に乗る』タイプの自転車乗りではなく、日曜日にライクラ〔自由な伸縮性をもったポリウレタンでできた化学繊維の名称で、運動に適しているのでスポーツウエアによく使われる〕を着て自転車に乗るような運動熱心な人たちです」と彼女は言う。研究室で3日間、彼らの心臓、肺、認知機能、免疫機能から筋肉量、骨密度、脳血流に至るまで、あらゆる体力テストを実施した。筋肉と骨にはほとんど老化の兆候が見られなかったが、心臓と肺の機能は年齢とともに多少低下していた。しかし、この厳しい定期的な運動が適応（獲得）免疫系に及ぼす影響は顕著であった。

T細胞は、他の免疫細胞と同様、骨髄の幹細胞から生まれて胸腺に送られ、専門特化した防御能力をもつように教育される。胸腺は、心臓のすぐ上にあるスモモほどの大きさの腺で、幼少期に最も大きくなり、外敵を攻撃する細胞の軍団を作るのに忙しくなる。思春期以降、胸腺は縮小し始め、次第に脂肪組織に置き換わっていく。それに伴い、新しい専門特化したT細胞の産生も徐々に減少していく。しかし、ロードが調べた自転車愛好家たちの場合は、そうではなかった。「彼らの胸腺は、新しいT細胞を産出するレベルが実に良好だったのです。私たちが測定したレベルは、20歳の若者と同じぐらいでした」と彼女は言う。その自転車愛好家たちの筋肉が、あまり活動的でない同世代のものより、胸腺の機能を保つ成長ホルモンのレベルを維持するのに非常に効率的であることがその要因なのだろうと彼女は考えている。

この研究に参加するためには、男性なら100キロメートル（約62マイル）を6時間半、女性なら60キロメートル（約37マイル）を5時間半で走れること、そして過去2週間に少なくとも3回はこの目標を達成していることが条件とされた。しかし、これほど激しい運動を続けないと効果は得られないのだろうか？　ロードの研究チームは、NHS（英国の国民保健サービス）の身体活動に関する現行のガイドラインを満たしている人と、日頃からカウチポテトの人（1日中、カウチと呼ばれるソファーでゴロゴロしながらジャンクフードのポテトチップを食べ、テレビを見ているような人）、合計200人の免疫機能を調査した。いずれのグループも加齢に伴う通常の減少を反映し胸腺が縮小していたが、活動的なグループは、座りっぱなしのグループより慢性炎症がはるかに低いレベルであった。「胸腺を保護するためには、おそらくかなりのレベルの運動をしなければならないでしょう」とロードは言う。しかし、通常の日常生活の中で、筋肉からの炎症促進信号と抗炎症信号のバランスを保つことに関しては、「座りっぱなしの生活から少し運動するように変えるだけで、最大の効果が得られます」と言う。

第11章 微生物たちの反撃

老化に伴う免疫系の衰えは、明らかに加齢性疾患の重要な要因である。しかし、その逆はどうか？　免疫系に影響を与える非加齢性の疾患は、老化の速度に影響を与えるだろうか？ここで、サイトメガロウイルス（cytomegaro virus：ＣＭＶ）について考えてみよう。ＣＭＶは、一般に水疱瘡や帯状疱疹の原因となるウイルスと同じヘルペスウイルスである。世界中で非常に広く感染しており、高齢になるまでに90％の人が感染すると言われている。ウイルスは、感染者の唾液、血液、尿、精液、膣分泌液や母乳などの体液に含まれる。

米国にあるアリゾナ大学のニコリッチ・ズギッチは、「ＣＭＶに子宮内で感染すると、難聴、失明、精神障害、脳性麻痺などの原因となる可能性があり、実に重篤なことになります」と言う。しかし、私たちのほとんどは、幼い頃に学校の校庭で入り乱れて遊んだり、あるいはそれよりも少し後で性的に活発になる頃、このウイルスに感染する。そして、90％の人はその存在にまったく気づかない。なぜなら、健康な人であれば、通常は病気の兆候を見せないからだ。しかし、このウイルスに一度感染すると生涯もち続けることになり、高齢になると免疫系に大きな影響を与え、心血管疾患、アルツハイマー病、いくつかの癌、全般的な虚弱（フレイル）のリスクを高める可能性がある。

ＣＭＶに初めて感染すると、免疫系は、分化した細胞のいくつかに感染したウイルスはもちろん、免疫系の特殊細胞の前駆体である血液の幹細胞に身を隠したウイルスをも抑えようと強力な攻撃を開始する。すなわち、ＣＭＶは一生、私たちの防御機構の中心で生きていくことになる。しかし、そのためにこのウイルスは多大なコストをかけているのである。

「ＣＭＶは、そのＤＮＡの約90％以上を、宿主との非常に微妙なバランスをとるための交渉に費やしています」とニコリッチ・ズギッチは言う。一方で、私たちは、ＣＭＶが再活性化するたびにキラーＴ細胞の軍隊を作り、ウイルスを瞬時に認識できるメモリーＴ細胞のプールを増やし、ウイルスを抑制するために膨大な免疫資源をつぎ込んでいる。時間が経つにつれて、ＣＭＶへの対応が免疫系を支配するようになる。全Ｔ細胞の約10％がこの１つのウイルスの抑制に使われるようになり、一部の高齢者ではメモリー細胞の半分までもがＣＭＶに特化したものとなっている場合がある。これは「免疫記憶のインフレーション」と呼ばれる現象で、他の感染症と戦うための資源が少なくなる可能性がある。

CMVは体内に侵入する際に血球をねらうだけでなく、代表的な加齢性疾患である動脈硬化の脂肪斑〔血管内膜への脂肪沈着〕ができる大きな血管の壁を覆う細胞もねらうので、そこでCMVがよく見つかる。しかし、ここで原因と結果の区別が難しくなる。ウイルスが動脈壁に生命を脅かすようなプラーク〔脂肪の沈着〕を作るのを助けているのだろうか？ それとも、炎症部位への緊急の呼び出しに応じた免疫細胞（先ほど見たように、潜伏ウイルスの格好の隠れ場所である、まさにその細胞）によって、そこに運ばれてきただけなのだろうか？ 言い換えれば、ウイルスは動脈に直接問題を起こしているのだろうか、それとも単なる無実の傍観者なのだろうか？ このことは、CMVが老化の原動力となり得るかに関する大きな未解決の問題の1つであり続けている。

そして、他にもいろいろなことがある。例えば、ウイルスの再活性化を促すものは何なのか？ 宿主の何かが引き金になっているのか、それともウイルスに内在する何かが引き金になっているのか？ CMVは本当に体内に潜伏していて、再活性化した時にだけ炎症を起こすのだろうか？ それとも、常にくすぶっていてウイルス粒子が漏れ出し、持続的に低レベルの炎症を引き起こして直接的に炎症老化に寄与しているのだろうか？

これらの疑問に答えるのは、簡単ではない。それは、CMVのヒトへの感染について調べるのに、本当に適した動物モデルがないからだ。このウイルスは種特異的で、宿主に合わせて細かく変化するので、マウスやサルやチンパンジーにヒトの株を感染させることはできないし、その逆もまた然りである。研究におけるプラス面としては、異なる種におけるＣＭＶの挙動は非常に似ていると考えられている。しかし、マイナス面としては、ストレスなど、ヒトの体内にいるウイルスの再活性化を促すと考えられている日常的な要因のいくつかについて、仮説を検証するために、モデル生物で忠実に再現することが難しいということがある。

「私たちは、これまでずっとマウスモデルでＣＭＶと老化について研究してきました。しかし、この研究の大きな問題の１つは、マウスは、私たちの扱いによってかなりストレスの多い生活をしているということです。マウスにとって最悪のストレスは、突然実験室に飛び込んできた大学院生に尻尾をつかまれそうになることです。ヒトでは、ちょっとした感染症にかかったり、何かで気が動転したりするたびに、ＣＭＶがあるレベルで再活性化することがわかっており、実際にそれを測定することができます」とニコリッチ・ズギッチは言う。今や彼らは、ストレスのレベルを上げたり下げたりすることができる、よりヒトに近い状態でマウスを飼育することにより、これを模倣する必要がある。

とはいえ、マウスでの発見のどこまでがヒトに適用できるかはわからない。しかし、行間を読めば、米国カリフォルニア州にあるスタンフォード大学のグループが最近、双子を用いて行った研究（双生児研究）は、ＣＭＶが単にどこにでもいるお邪魔虫なのではなく、免疫系に影響を与えることによって老化プロセスに積極的に関与している可能性を示唆する興味深い証拠を示している。

この研究は、とても興味深い遺伝か環境か論争の一部であり、老化そのものを調べるのではなく、遺伝子が免疫系の働きにどの程度寄与しているかを評価するために行われたものである。研究チームは、８歳から82歳までの１０５組の双子のうち、78組を一卵性双生児とした。１つの卵子から生まれた一卵性双生児は遺伝子を共有しており、測定されたものが何であれ、それに関する両者の違いは環境因子によるものであると判断できるため、理想的な被験者であった。科学者たちは、免疫系という強大な生体内装置を構成する２０４の要素、すなわち、免疫細胞の数、信号伝達や血液中を循環するその他の重要なタンパク質など合計２０４の変数について調べた。その結果、測定されたほぼすべての要素の機能に対する主要な影響は、遺伝的なものよりもむしろ環境的なものであることが判明した。さらに、双子の年齢が高いほど、免疫系の挙動に対する環境の影響は強く、遺伝子の影響は弱くなっていた。研究者たちは、環境の影響として最も考えられるのは、ヒトが生涯でさらされてきた細菌、ウイルス、真菌などのさまざまな微生物であると結論づけた。当然ながら、これらの微生物は年齢とともに蓄積されるので、双子の年齢層が上がるにつれて遺伝子の影響が小さくなることを説明するのに役立つ。

１つの微生物が、特に顕著な例を示している。ニコリッチ・ズギッチによれば、「双子のペアの中に、一方がＣＭＶ感染者でもう一方がそうでないペアがいて、その結果は、本当に見事でした。CMV陽性は、測定したすべての免疫パラメーターの50％以上を制御していたのです。それは免疫反応で起こることすべてに対する、ものすごく巨大な制御装置だったのです」

しかし、これまでに発見されたすべてのことを覆すかのように、また科学に確実なものはほとんどないということを研究者に思い知らせるかのように、CMVがその保有者にとって有益な場合があるという証拠があらわれてきている。「CMVは、成人では他の感染症に対する免疫防御やワクチン接種に対する反応を改善する可能性もあるのです。ですから、このウイルスと私たちの身体との間の複雑な反応を理解することは、免疫の老化を改善するために本当に重要なことなのです」とニコリッチ・ズギッチは言う。

もちろん、ほとんどの人は、自分がCMVに感染しているかどうか知らないし、そして自分の免疫系が、老化を早めているかもしれないウイルスと絶え間なく静かな戦いを続けているかどうかも知らない。しかし、HIVの場合はそうではない。この微生物は、私たちの身体の防御機構を素早く破壊すること、あるいはそれを抑え込むためには強力な薬に生涯頼ることになることによって、その存在をはっきりと示した。感染者が年をとるにつれて、エイズウイルスはどのような影響を与えるのだろうか?

第12章

HIV／AIDS（エイズ）
——泣きっ面に蜂

私は、個人的にエイズ〔AIDSとは、acquired immune deficiency syndromeの略：後天性免疫不全症候群〕に深い関心をもっている。米国サンフランシスコの若いゲイの男性集団が、通常、高齢者や免疫機能が極端に低下した人にしか見られないタイプの肺炎に感染しているという、医学者を困惑させるような奇妙な新しい現象が初めて報告された時、私はフリーの記者として、たまたまスイスのジュネーブにある世界保健機関（WHO）に勤務していた。この報告は、米国アトランタにある疾病予防管理センター（CDC）が発行する『Morbidity and Mortality Weekly Report（MMWR）』という、世界保健統計を集めただけの簡素な出版物に掲載された。1981年のことであった。その後、私はこの謎の病気について、WHOの雑誌に短い記事を書くよう依頼された。当時私たちが直面していたのは、世界を席巻する壊滅的な感染症、つまり初期には感染した者はすべて死ぬと言われたウイルスの蔓延であることを、誰も想像していなかった。

私はその後20年間、エイズの流行について最前線で取材を続けた。ほとんどはアフリカだったが、他の国や大陸でも、エイズは森林火災のように広がっていった。タンザニアやウガンダのビクトリア湖畔の村では、棺桶職人たちが道端の小さな工房でおがくずに膝まで埋もれながら忙しそうに働いていたのを覚えている。また、裏庭のバナナヤシの木の間に、新しい墓が生傷のように点在していたことも覚えている。時には、一家の5人、6人、あるいはそれ以上の家族が全滅し、若い世代全体がいなくなり、子どもたちは自身の老後を介護してくれる者を奪われた祖父母に育てられることになった。

そして、ウイルスを理解し、それに対抗する武器を開発しようとする科学者たちの英雄的な努力を覚えている。最終的には抗レトロウイルス療法の勝利によって、HIV〔Human Immunodeficiency Virus の略：ヒト免疫不全ウイルス〕感染は今日、幸運にも薬を手に入れることができた人々にとって死ぬことではなく、ともに生きることのできる状態になった。今日、サンフランシスコのHIV感染者の60％以上、ニューヨーク市のHIV感染者の半数以上が50歳以上である。彼らは、地域社会を引き裂き、恋人や友人を大量に死に追いやったパンデミックの生存者たちである。英国では、HIVの治療を受けている人の約34％が50歳以上であり、2015年だけでも1000人以上の50歳以上の人々が、新たにHIVと診断されている。しかし、HIVが老化プロセスを加速させるようだという、生存者の物語の驚くべき事実がある。現在、HIVとともに生きる人々は、たとえ薬物療法によってウイルスがしっかりと制御されている場合でも、非感染者よりも15年から20年早く典型的な加齢性疾患を発症している。

米国のカリフォルニア大学サンフランシスコ校のエイズ研究者であるピーター・ハントがHIVに関心をもったのは、1990年代半ば、イェール大学の医学生であった時だ。その頃までには、カリフォルニアで最初に報告されたウイルスは、世界中に広がっていた。このウイルスは、サハラ以南のアフリカや東南アジアの多くの地域でコミュニティを崩壊させ、すでに朝鮮戦争とベトナム戦争を合わせたよりも多くの米国人がこのウイルスによって亡くなっていたのだ。この病気は、社会的、心理的、政治的な側面をもち、生物学的にも興味深いもので、志の高い若い医師にとっては刺激的な挑戦であった。ハントは夢中になっていた。さらに、彼が医学生になった頃には、第一世代の強力な抗レトロウイルス薬またはARVs〔antiretroviral regimensの略：抗レトロウイルス療法〕が登場し、これまで助かる見込みのなかったウイルスに感染した人々の命を救える可能性が出てきた。

医師免許を取得後、カリフォルニアに移り住んだハントは、HIV／AIDS患者の治療に専念していたが、次第に研究の魅力に取り憑かれていった。ハントは、薬剤のカクテルの服用によってウイルスをうまく制御しても、なぜ患者の免疫系はうまく回復しないのだろうかと疑問をもった。現在、彼はほとんどの時間を研究室で過ごしているが、患者の診察は続けている。薬物治療は非常に高度になり、「多くの人にとって、ＨＩＶ感染は高血圧のような慢性疾患になっている」と言う。しかし、近年、彼と同僚たちは、抗レトロウイルス薬の治療がうまくいっている人たちが早期老化の兆候を示すという、新たな現象に気づいた。心血管疾患、糖尿病、骨粗しょう症から肺、肝臓、腎臓の疾患、精神力の低下までさまざまな症状をもつ人々が、想定されるよりも若い年齢で彼のクリニックにやってくるのだ。

この傾向に他の人たちも気づいて、ＨＩＶ陽性者が加齢に伴ってこれらの症状を早期に発症するのは、強力な抗レトロウイルス薬の毒性によるものだと考えられてきた。そのため、より安全で、より精密に標的を定めた薬剤の開発に多くの労力が費やされた。そして2002年、科学者の国際コンソーシアムがＳＭＡＲＴ（Strategies for Management of Antiretroviral Therapy の略）試験を立ち上げ、免疫系の回復に合わせて定期的に治療を中断することで副作用を減らせるかどうかを検証することになった。医師たちは、抗レトロウイルス薬を投与された患者の心血管系の問題や体脂肪の異常分布、糖尿病リスクの増加などの代謝性合併症を主に懸念していた。「どうしても必要な時にだけ薬を使うという考えです。薬には毒性がありますから、毒性を最小限に抑えつつ、免疫系を十分に活性化させるような薬物節約作戦ができるかもしれません」とハントは言う。

治療法の決定は、血液1立方ミリメートルあたりのＣＤ４陽性Ｔ細胞〔ＣＤ４とはcluster of differentiation 4の略で、ヘルパーＴ細胞などの細胞表面に発現している糖タンパクの一種〕の数、いわゆる「ＣＤ４陽性リンパ球数」で測定される患者の免疫系の状態に基づいて行われる。４６０から１６００の間が正常とされており、ＳＭＡＲＴ試験の時点では、米国でＨＩＶ感染者を治療する医師の間では、ＣＤ４陽性リンパ球数が２５０以下の人に治療の開始を勧めることが通例となっていた。

この試験では、33か国、３１８施設から、５４７２人のＨＩＶ陽性の人々が集められた。すでに抗ウイルス薬を服用している人とそうでない人がいたが、この試験に参加するためには、開始時にＣＤ４陽性リンパ球数が３５０以上であることが必要であった。その後、参加者は、２つの治療戦略のうちの１つに無作為に割り当てられた。１つは、抗レトロウイルス療法を継続または開始するグループで、一般的に行われているように、抗レトロウイルス療法を継続することになった。もう１つのグループは、すでに抗ウイルス薬を服用している場合は治療を中断し、まだ服用していない場合はＣＤ４陽性リンパ球数が２５０以下になるまで治療開始を延期することにした。この時点で治療を再開するか、あるいは初めて治療を開始し、ＣＤ４陽性リンパ球数が３５０以上に回復するまで続け、ＣＤ４陽性リンパ球数が再び２５０に低下するまで「治療休暇」をとるというもので、ＣＤ４陽性リンパ球数２５０は薬物治療に戻るための赤信号であった。そして、彼らは、治療を中断することなく続けたり、あるいはＣＤ４陽性細胞が回復したら休薬し、免疫系が低下したら再び薬を服用するということを繰り返した。試験期間中、断続的治療を行っているグループは、継続的治療を行っているグループの約３分の１の量の抗レトロウイルス薬を消費した。

これまでに得られたすべての証拠は、２５０という数値は安全な閾値であり、感染者の免疫系がエイズを抑制するのに十分なレベルであるということを示すものであった。さらに、ＣＤ４陽性リンパ球数が２５０を超えるＨＩＶ感染者の病気や死亡は、通常、薬そのものか、ウイルス感染とは関係のないものが原因であることが、研究結果から示唆されていた。したがって、世界中の科学者たちは、定期的に毒性のある薬から解放された人たちは、生活の質が向上するだけでなく、通常の治療を受けている人たちよりも薬に起因する病気の発生が少なくなることを確信していたのである。

ハントは言う。「しかし、この試験でまったく逆のことが証明されたのです。すなわち、治療を中断した人たちこそ、心臓病、癌、肝臓病、腎臓病のリスクが増加したように見えました。だから、突然この分野全体が目を覚まして言ったのです。『おやおや、薬よりウイルスの方が体に悪いじゃないか』と」。カリフォルニアのクリニックで治療の最前線に立っているハントは、１人、驚いていなかった。「というのも、毒性が明らかになるにつれて新薬が開発され、私たちは常に毒性の少ない薬を患者に投与していたので、薬ですべてが説明できるのか懐疑的でした。私自身はそうしていたのですが、それだけでは不十分なようで……。

他に何かあるように思えたのです」と彼は言う。「ＳＭＡＲＴ試験以来、これらの加齢性疾患がＨＩＶ感染によって増加するかどうかを調べる研究が爆発的に増え、その結果多くの病気が増加していました。すべてではありませんが、多くは増えています。そして、それを説明する生物学的なメカニズムを理解するための研究も行われています」

ここでもまた、非難の矛先は炎症に向けられた。ＨＩＶ感染者には、このプロセスの２つの主要な推進力があるようだ。「ＨＩＶそのものが、感染した細胞から漏れ出し続けます。私たちの薬はすべて新しいウイルスの複製をブロックしますが、感染細胞からのウイルスの放出はブロックできません。ウイルスの漏出は続くのです」とハントは言う。血液中のウイルス量が検出されなくなったとしても、ＨＩＶはリンパ組織にウイルス粒子を排出することができ、そこにいつまでも潜伏し、抗レトロウイルス薬の効力は及ばない。

そして、腸漏れの問題もある。すでに見てきたように、これは「正常な」老化においても、微生物の断片が腸の本来いるべき場所から血液中に漏れ出すことによって、炎症を引き起こす原因になると考えられている。しかし、ＨＩＶ感染者ではこの問題が際立ち、老化との関連が明らかになる。なぜなら、腸の粘膜の破損は、年齢に関係なくウイルス感染後に最も早く起こる出来事の１つだからである。「ＨＩＶがヒトに初感染を起こし、長期間にわたって感染を維持するメカニズムについて、私たちは多くのことを学んでいます。１つの重要な特徴は、性行為や静脈注射など感染経路に関係なく、ウイルスは腸に到達し、そこからすべてが始まるということです」とハントは言う。ＨＩＶは、特にＨＩＶを受け入れやすい腸の細胞にねらいを定めるメカニズムを進化させ、そこで最初に爆発的にウイルスを産生し、体内にあふれさせる。「これは、ＨＩＶの病原性において非常に重要なことです」とハントは説明する。「そして、治療しても完全には修復されないかもしれない、このようなダメージを残していくのです」

ハントは、ＨＩＶ感染者の早期老化における炎症の原因と役割を調べるだけでなく、ＨＩＶが免疫系に与えるダメージがどのように関与しているかも調査している。ハントが主に注目しているのは、ＣＤ８（キラーT細胞）である。通常、この細胞はウイルスと戦うために呼び出されると、分裂と分化を繰り返し、専門のキラー細胞を送り出す。しかし、加齢に伴い、ナイーブなＣＤ８細胞、つまり訓練されるのを待っている細胞は徐々に減少し、新しい脅威に対応することが苦手な、すでに訓練された専門のキラー細胞の数が上回るようになる。しかし、ＨＩＶ感染者では、キラーT細胞がナイーブ細胞から専門のキラー細胞への分化の途中で行き詰まり、増殖しなくなるようだ。

ハントと彼の同僚たちが頭を悩ませているのは、十分に成熟できなかったこれらの細胞の機能は何なのかということである。これはまだ謎のままであるが、しかし、ＨＩＶ感染者ではこのような停止した細胞がたくさん存在することが、老年期の疾患が起こる舞台となり、死亡の強い予測因子となるようである。「このことは、ＨＩＶ感染で起こっていることと老化で起こっていることとの重要な違いを反映していると考えています。どちらのシナリオも、おそらく体内の免疫機能の欠陥を反映しているのでしょうが、そこに至る道筋は非常に異なっているのです」とハントは述べている。

では、HIV感染者の老化を早めているのが、長い間有力視されてきた薬剤ではなく、ウイルスそのものであるとすれば、感染者が治療を開始するのに最適な時期はいつなのだろうか？　これは、SMART試験で提起された明らかな疑問であった。当時、WHOが推奨していたのは、「CD4陽性リンパ球数が200以下になった時点で、できるだけ早く治療を開始すべきだというものだった。これは、エイズを特徴づける感染症や疾患を撃退するために、免疫系が実際に戦い始める時点のことだが、それらの疾患はCD4陽性リンパ球数がより高い数値でも免疫防御を突破することができる。しかし、実際には、これさえも野心的な目標だった。2000年代初頭、アフリカやアジアで最も被害が大きかった国々で抗レトロウイルス薬を提供する取り組みを取材した時、CD4陽性リンパ球数が10未満ですでにエイズに苦しんでいる人々が、薬を手に入れる前に瀕死の状態に陥ることが非常に多かった。治療の効果は、寝たきりで絶望的だった人たちが元の生活に戻れるという、奇跡に近いものであった。

しかし今日、免疫の最も低い閾値で抗レトロウイルス薬を開始したこれらの人々は、ウイルスが制御され、CD4陽性リンパ球数が再び増加しても、さまざまな加齢性疾患のリスクが最も高いように思われる。このような人たちは、心血管の問題、肺、腎臓、肝臓の疾患、糖尿病、癌などで、通常であればリスクがあると考えられる年齢よりも何年も前に、世界中のクリニックにやってくるのである。長年にわたり、ＨＩＶクリニックの勧告と一般的な診療は、経験に照らして変化してきた。治療の基準値は、多くの場所でＣＤ４陽性リンパ球数が３５０まで上がっているが、しかし、そのガイドラインは一貫性がなく、また観察という不安定な基盤に基づいたものであった。そこで２００９年、研究者の国際ネットワークは、ＣＤ４陽性リンパ球数が５００以上で、ＨＩＶと診断されたらすぐに治療を開始することと、新たに診断された患者でＣＤ４数が同様に高い場合に、その治療をＣＤ４陽性リンパ球数が３５０に低下するまで延期することを比較して、相対的なメリットとデメリットを系統的に測定するＳＴＡＲＴ（Strategic Timing of Antiretroviral Therapy の略）試験を立ち上げた。感染した個人にとって、その研究の意味合いは非常に大きい。抗レトロウイルス薬は一生使い続けなければならない薬であり、体脂肪の分布の異常など脅威となる副作用の他にも、好ましくない、程度の差はあれど深刻な副作用がある。

35か国、２１５のクリニックで行われたＳＴＡＲＴ試験には、ＨＩＶと診断されたもののまだ治療を開始していない29歳から44歳の４６８５人が参加した。参加者は全員、募集時のＣＤ４陽性リンパ球数が５００以上であり、２つの治療戦略の間でほぼ均等に分けられた。６年後、「治療延期」群の約半数、「即時治療」群のほぼ全員が抗レトロウイルス薬を服用していた。治療を開始した時点で、「治療延期」群のウイルス量（血液1ミリリットル中のウイルス粒子数）は、「即時治療」群の平均3倍以上であった。当然と言えば当然である。この時期、彼らの身体の防御力は、即時治療群の防御力よりずっと弱くなっていたのだから。しかし、服用の1年後には、ウイルスは完全に抑制され、血液中のウイルスは、開始時のウイルス量に関係なく、ほぼ全員において検出されなくなった。

この研究では、参加者を平均3年間追跡調査し、ウイルス抑制以外のアウトカムからも、治療を遅滞なく開始することに大きなメリットがあることがすぐに明らかになった。2015年初めまでに、治療を延期した人は、すぐに開始した人に比べてエイズ関連（最も多いのは結核、カポジ肉腫、非ホジキンリンパ腫）またはエイズ関連以外（一般的には別の種類の癌、心臓発作、他の疾患による死亡）の重篤な疾患にかかる確率が2倍以上高かった。エイズ関連疾患だけを見ると、すぐに治療を開始した人は、延期した人に比べて疾患にかかる確率が70%も低いことがわかった。この結果は非常に明確であったので、この研究は当初の予定よりも18か月早く中止され、まだ治療を受けていない人たちは、これ以上遅れることなく薬を飲み始めることができるようになった。

この研究と彼自身の最前線での経験から得られた教訓は、「治療を始める時の病状が、HIVに大きな違いをもたらすということです」とハントは言う。「どうやら、後戻りできなくなるポイントがあるようです。抗レトロウイルス療法の開始が遅れると、CD4陽性リンパ球数は正常レベルに戻るかもしれませんが、それでも将来的に複数の異なる疾患にかかるリスクが高くなる可能性があります。感染のごく初期段階であっても、（治療を）ほんの少し遅らせることは影響を与えるようです」

ＳＴＡＲＴ試験の結果を受けて、ＷＨＯはガイドラインを改訂し、治療開始の基準をＣＤ４陽性リンパ球数５００に引き上げることを推奨している。しかし、新しい治療法の恩恵を受けるには、長い時間がかかるであろう。２０１６年末時点で、世界のＨＩＶ感染者のうち抗レトロウイルス薬を服用しているのは半数強に過ぎない。ウイルスに感染しながらも自分の状態を知らない人が多数いると考えられており、治療中の人々の大多数は、免疫系がすでに深刻なダメージを受けた感染後期に薬を飲み始めたものと思われる。

ＨＩＶ感染者における早期老化の事例について、誰もが納得しているわけではない。ＨＩＶ／ＡＩＤＳのコミュニティでは、科学者も活動家も、この現象は誇張されている、あるいは、誤って解釈されていると考えている人たちがいる。彼らは、ウイルスによる影響をライフスタイルによる生物学的影響から切り離すことは不可能に近いと主張する。しかし、ハントは言う。「最近では、ＨＩＶ感染者と非感染者の行動的要因（喫煙、性的パートナーの数、薬物使用や飲酒の有無など、あらゆるもの）を注意深くマッチングした、非常によく設計された研究がいくつかあります。これらの要因を注意深くコントロールしたいくつかの研究では、ＨＩＶ感染者に見られる炎症の量は、対照群のマッチングをそれほど慎重に行わなかった研究ほど大きくはありません。しかし、そのような研究であっても、心臓病や癌にかかるかどうかという疾患の結果を見ると、まだリスクが高いようです。また、複数のバイオマーカーを用いて老化の特徴を調べると、ＨＩＶ感染者とよくマッチングされた対照群との間には、依然として大きな差（**有意差**）があるように思われます」

多くの健康問題がそうであるように、私たちはここで、富める者と貧しい者、「持つ者」と「持たざる者」の間に分断された世界を見ているのだと彼は指摘する。「最近、ＨＩＶに感染している人の平均余命が一般の人の平均余命に近づいているとよく言われますが、それは病気のかなり早い段階で治療を開始した人の間でのことです。しかし、病気の末期から治療を開始し、現在ＨＩＶとともに年を重ねている世界中の大多数の人々にとっては、そうではありません。彼らの平均余命は短いことが多く、おそらく20年程度は短いでしょう」。また、人の「健康寿命」つまり生活の質は、どんなに長生きしても、致命的なウイルスとの生活体験によって損なわれていくことも忘れてはならない。

第13章

エピジェネティクスとクロノロジー

——時間がもつ2つの顔

「早期老化」とは、一体どういう意味なのであろうか？　極端な場合を除き、この概念は理解し難い概念である。なぜなら、ヒトは成熟期に入ると、その人独特の生活経験によって老いが進み、外見を見ただけでは何歳なのか正確に判断することが難しくなってくるためである。では、私たちの生物学的年齢は、ヒトの発達プログラムが終了した後も、体系的に暦年齢と歩調を合わせているのだろうか。もしそうなら、それは個々の細胞のレベルで、あるいは組織のレベルで、あるいは身体全体のレベルで行われているのだろうか？　そして、それはどの程度予測可能なものなのだろうか？

いくつかの魅力的な知見の中で、ここでは老化研究の新境地の1つであるエピジェネティクスを紹介する。エピジェネティクスとは「遺伝子を超えたもの」という意味で、遺伝子の活性を調整し、必要に応じてオン・オフを行うことにより遺伝子の活性化状態を変更するような、DNAに付着した化学的なスイッチのことを指す。すべての生物に共通することであるが、ヒトには基本的なエピゲノムが存在する。これは、生命の誕生時に精子と卵子が初めて出会った時に獲得され、すべての細胞に存在する同一のDNA情報から多種多様な種類の細胞を作り出せるように遺伝子の働きを制御する「取扱説明書」と言える。

しかしそれだけではない。エピゲノムは、遺伝子と環境をつなぐ「ミッシングリンク（失われた鎖、転じて未解明なつながり）」でもある。なぜなら、この基本マニュアルでは、さまざまな合図に反応して化学的なスイッチを追加したり削除したりすることで、生涯を通じて編集することが可能だからである。このメカニズムにより、私たちを含む生物は、DNA配列に変更を加えることなく、環境条件に迅速かつ一時的に適応することができるようになった。言い換えると、自然淘汰という非常に時間のかかるプロセスを待たずに、私たちをより根本的にこの世界環境に適応させることができるのである。

自然界にある印象的な例を見てみよう。イナゴの仲間には、自分たちが孵化する環境に食べ物がたくさんあり、競争が少ない可能性が高い場合、羽の機能をもたずに成長する種がいる。しかし、卵の中で受け取った信号が、生育密度が高くて競争が激しいことを示唆している場合、羽を発達させ遠くまで採餌に行くことができるようになる。この2つの身体デザインは同じ遺伝子をもっているが、見た目があまりにも異なるため、生物学者たちは長い間、この2つを別の種だと信じていた。ミツバチも同じメカニズムが働き、幼虫の時に、個体群動態とコロニーで果たす役割の予測に基づき、女王バチになるか働きバチになるかを決める。また、ハタネズミの一種には、夏よりも冬の方が、生まれてくる時の毛皮が厚くなるものがある。これは、エピゲノムによって調整される遺伝子に繊細な環境依存性があることを示している。

その仕組みを簡単に説明すると、次のようになる。構造的には、DNAはコルクの栓抜きのようならせん形をした極細の鎖が連続した遺伝物質で、この「二重らせん」は、ロザリンド・フランクリンが提供したX線回折像をもとに、ジェームズ・ワトソンとフランシス・クリックが1953年に発見したものである。私たちの体内にある何兆もの細胞（赤血球は例外）には、それぞれ約1・8メートル（6フィート）のこの物質が含まれている。この遺伝情報の鎖がどれほど微細であるかを示すために、ある専門家は、1人の人間が有するすべてのDNAをつなぎ合わせて端から端までのばすと、月まで3000回以上往復するくらいの長さであることを計算で示した。

効率的な格納のために、DNAの鎖は糸巻きに糸を巻くように、ヒストンと呼ばれる一連のコアタンパク質に巻き付けられている。これらのヒストンの束はヌクレオソームと呼ばれ、ネックレスのビーズのように連なって、クロマチンという構造体の中へ折りたたまれ、細胞核に収まるように強く圧縮される。エピジェネティクスのタグ（あるいは、「スイッチ」）は、ヌクレオソームのビーズの間に存在するＤＮＡに直接、またはヒストン（「糸巻き」の役目をもつ）に取り付けられ、遺伝子の読み取りおよび活性化ができるようにヒストン上のＤＮＡの巻き付きを緩める効果、または遺伝子をコピーできないように圧縮を強化して沈黙させる効果をもつ。

エピジェネティクス機構の中で最も広く研究されているのは、ＤＮＡにメチル基という化学的なタグを付けることで特定の遺伝子の活性を抑制する、ＤＮＡのメチル化である。メチル基は専用の酵素によって除去することもでき、生物の受精卵から成体までの発生過程において、ＤＮＡのメチル化は、正常な成長と細胞の分化のためにこのタグの追加や除去を介して遺伝子を調節するダイナミックなプロセスである。成人期になると、メチローム（すなわち、細胞内のＤＮＡメチル化のパターン）はより安定したものになる。

しかしながら、食生活、運動、環境汚染、喫煙、アルコールや薬物の使用などの環境によって、エピゲノム全体がどのように影響を受けるのか、研究者たちはより詳細な調節法を解明しつつある。老化もエピゲノムに影響を与え、もとあるメチル基タグが徐々に失われて新しいタグが作られることは以前から知られており、その変化の中のいくつかは明らかに疾患との関連を有する。例えば、重要な癌抑制遺伝子の近くのＤＮＡの位置に新しいタグがあらわれ、その遺伝子が抑制されると発癌のリスクが高まる。

しかし、体内外を問わず、無数の異なった刺激に対してエピゲノムが明らかに可塑的で敏感であるにもかかわらず、私たちのエピゲノムのパターンを読むことができる何らかの普遍的なプロセスが舞台裏で進行しているという強力で興味深い証拠が存在する。2013年、米国にあるカリフォルニア大学ロサンゼルス校（UCLA）の遺伝学部の数学者スティーブ・ホーバスは、「エピジェネティック・クロック」のモデルを提唱した。このモデルは、これまでに発見されたどのバイオマーカーよりも、全身の幅広い範囲における細胞や組織の生物学的年齢と実年齢〔暦上の年齢〕をより正確に相関させることができる。

この研究は、82の公開されているDNAデータセットから収集した、実年齢が明らかな8000のヒトサンプルにおけるメチル化パターンを分析し、データ解析と数学的モデリングを行うといった、長くて大変骨の折れる作業であった。私たちのDNA上には、数百万のメチル化される可能性のある部位が存在するが、ホーバスは最終的に51種類の健康な組織と細胞に共通している、年齢を反映した一貫した変化パターンをもつ353のメチル化部位を特定したのである。さらに彼は、20種類の癌におけるメチル化パターンも調べ、疾患が細胞や組織の老化速度（エピジェネティック・クロックの動き）にどのような影響を及ぼすかを把握した。

ホーバスの解析結果はすばらしく、彼の提唱した生物学的な時計は平均して3・6歳以内でヒトの生物学的年齢を正確に推定することができ、ある特定の細胞タイプではさらに近い相関が見られた。例えば、唾液は2・7歳以内、白血球は1・9歳以内、脳細胞は1・5歳以内で予測された。予想通り、胚性幹細胞では、エピジェネティック・クロックはゼロに近い値を示した。一方、癌の組織サンプルでは、生物学的年齢と実年齢との間に大きなアンバランスがあり、採取した人よりも平均36歳も年上であった。しかしながら、ホーバスがテストした20種類の異なる腫瘍タイプ全体では、生物学的年齢と実年齢との間に大きな開き（あるいは、密接な相関性）が存在し、これは腫瘍抑制遺伝子p53などの重要な遺伝子の変異と関連していた。この興味深い発見は、エピジェネティック・クロックを動かしているものについてのホーバスの説をより強固なものにした。

2013年の*Genome Biology*誌に掲載された彼の論文では、胚から成体までのダイナミックな成長期には時計が速く動き、成体以降は減速して横ばいになることが説明されている。これは、発生期における発生を担う遺伝子の正確な制御が重要であり、細胞系が最大のストレスにさらされている時に、エピゲノムの安定性を確保するために費やされるエネルギーを反映していると彼は示唆している。成熟期に入ると正確な制御に対する圧力は緩和され、私たちの体はエピジェネティクスの維持にかかる投資を削減する（トム・カークウッドの「使い捨ての体」説を覚えているだろうか?）。

では、癌のサンプルに見られる時計の進む速度の変化は、この説をどのように裏付けるのだろうか? ホーバスは、癌やその他の細胞機構の異常な乱れに対する反応の1つは、エピゲノムの維持を強めることであり、おそらく強力なエピジェネティクス制御によって異常な遺伝子を正常に戻そうとすることであると示唆している。この反応の引き金となる腫瘍抑制遺伝子自体が破壊されると、余分なエピジェネティクスの維持を活性化できず、体内の非癌細胞と同じように時計は刻々と進み続ける。

ホーバスの新しいエピジェネティック・クロックは、医師や医学研究者のためのすばらしい新ツールであり、老化が加速している兆候、つまり、例えば、癌や大量飲酒による肝障害のような検査が必要とされるその他の疾患の可能性を示している組織や臓器をスクリーニングするために使用できる。実際、英国バーミンガムにいるジャネット・ロードとその同僚たちは、ホーバスの時計を使って、経験によって弱体化したり早死にしやすいような、肉体的あるいは精神的なトラウマを抱えた被害者のゲノムに何か起こっているかを調査している。トラウマから立ち直ろうとする努力が、彼らの生物学的な時計を加速させたのか？　このような人々は、本来あるべき年齢よりも早く老いているのだろうか？　「答えは、まだ出ていません。基本的に、私たちはまだデータを分析している最中です。しかし、もし（私たちの予感が）正しいのであれば、なぜそれを知りたいのかと言われるかもしれません。そうですね、それに対して何かをすることはできるでしょう。アンチエイジングの薬も出てきていますし、トラウマの被害者にその薬を試してみて、寿命がのびるかどうかを確認することもできます」とロードは言う。彼女の主張は妥当であった。というのは、ホーバスらによる最近の研究は、生物学的時計の加速が早死のリスクを高めることを実際に示唆している。

エピジェネティック・クロックについては、もっと根本的な疑問が投げかけられている。例えば、エピジェネティック・クロックは他の力によって突き動かされた老化プロセスを単に受動的に反映したものなのか、それともエピゲノム**そのもの**が老化の駆動源となっているのか？　言い換えれば、遺伝子の自然なスイッチを人為的に操作することで、老化を巻き戻すことはできるのか？　英国ケンブリッジにあるバブラハム研究所のエピジェネティクス・プログラムを率いるヴォルフ・ライクは、「これは、科学的に非常に興味深いことだと思います」と言う。「それは、遺伝子の下流の事象なのでしょうか、それとも上流なのでしょうか？　私は、それが非常に重要だと思うのです」

このような疑問に答えるには、エピジェネティクスのメカニズムを微調整して、それが老化の速度に影響を与えるかどうかを確認する必要がある。「そのような実験は、倫理的および現実的な理由から、ヒトでは不可能です」とライクは言う。そこで、彼とケンブリッジの彼の同僚たちは研究対象となるモデル生物を探し、マウスのエピジェネティック・クロックを開発した。これはホーバスの時計と同様、ＤＮＡのメチル化パターンの経時変化に基づくものであるが、ヒトの時計で使われるものとは異なる、マウスゲノム上の329のメチル化部位が使われている。

ケンブリッジの研究チームは、マウスに高脂肪食を与える、卵巣を摘出し女性ホルモンを抑制するといった、寿命を縮めることで知られているライフスタイルへと変更したことによって時計の刻みが速くなることを示し、彼らの時計の妥当性を検証した。一方で、彼らは小人症マウス（寿命延長が知られている、遺伝的にプログラムされたマウス）では、時計の針がよりゆっくりと進むことを明らかにした。現在、ライクと彼の共同研究者たちは、エピゲノムがどのようにライフスタイルに応答するのか、さらにはその効果を模倣できる低分子を見つけられるか、またはエピゲノムを直接編集するツールが開発できるかなどの研究で忙しい毎日を送っている。「この研究により、老化はDNAメチル化パターンに直接影響を受けるのか、それとも老化はゲノム上にすでに書き込まれている物語の読み出しなのかが明らかになるはずである」と、ライクと同僚のオリバー・ステーグルは、このグループの研究論文で述べている。

それに対する答えがどうであれ、ライクは老化の時計を巻き戻す可能性は現実にあると信じている。「ああ、間違いない」と彼は言う。科学者たちはすでに、既存の成体細胞から「人工多能性幹細胞（iPSCs）」、つまり、事実上あらゆる種類の特定の機能をもつ細胞になる可能性をもつ幹細胞を作り出すことができる。「これは、よい出発点です」と彼は言う。

これらの実験は、「老化を逆転させる可能性が絶対にある」ことを示している。

第14章

幹細胞——基本に戻る

人工多能性幹細胞は、日本の生物学者である山中伸弥の発明によるものであり、生命の原材料ともいうべきものの発見に関する革新的な研究により、2012年にノーベル賞を受賞した。山中は1962年に大阪で生まれ、父親はエンジニアで機械部品の設計と製造を行う小さな会社を経営していた。山中は幼い頃から、物事がどのように機能するかに興味があり、時計やラジオを分解してみたが、ほとんど元通りには戻せなかったという。彼はまた、小学生向けの科学雑誌の付録の実験キットで遊んでいて家の中の掛け布団に火をつけてしまい、母親に叱られたことも覚えている。山中は小柄な子どもで、父親に言わせると「やせっぽち」だった彼は、一念発起して柔道を始めた。しかし、数年後に大けがをして辞め、同級生たちと始めたフォークバンドでギターと歌を担当し、音楽に傾倒していった。

学業面では、数学と物理を得意としていた。山中は、父親が進んだ工学の道ではなく医学の道を選び、整形外科の研修医となった。しかし、手術は予想以上に難しいことに気づき、自分の腕に自信がもてなくなるとともに、どんなに腕のいい医師でも医学では患者の病状を治せないことがあると痛感したという。「つらく、忘れ難いベッドサイドでの経験は、最終的に私の目標を、患者を痛みから解放する外科医になることから、難治性疾患のメカニズムを解明し、最終的にはそれを治す方法を見つけ出すことでそれらを根絶する基礎科学者になることへと変えさせました」と、彼はノーベル賞授賞式で聴衆に語った。

山中は、米国で数年間、分子生物学の基礎を学んで日本に帰国し、遺伝子組み換えマウスを作製した際に魅了された幹細胞に注目し始めた。20世紀半ばまでは、幹細胞が成熟した細胞（肝細胞、心筋細胞、脳神経細胞、血液細胞など）になるための道を一旦踏み出したらもう後戻りはできない、細胞の分化は一方向にしか進まないという考え方が主流であった。組織の修復と維持には、蓄えられている未成熟な幹細胞が利用され、各組織の種類ごとに、基本的に保存場所の中で待機している前駆細胞（単能性幹細胞）が存在する。実質的に何にでもなれる幹細胞、つまり「多能性」幹細胞は胚性幹細胞だけである。科学者たちは、胚性幹細胞について知れば知るほど、これらの細胞が疾患の新しい治療法を生み出す明白な可能性に興奮した。しかし、ヒトの胚から細胞を採取するというアイデアは、当初から世論と政治的な大きな抵抗にさらされ、科学者たちはすぐに自分たちの創意工夫に対して投げやりになっていった。

1999年12月、山中は初めて自分の研究室をもち、胚細胞ではなく成体細胞を使って無限の可能性をもつ幹細胞を作り出すこと、つまり、発生を逆行させ、ゼロ地点に戻す方法を研究することを自分たちのチームの目標とした。「しかしながら、体細胞から多能性細胞を作るのは極めて困難であることはわかっていました。日本の生駒市にあるＮＡＩＳＴ（Nara Institute of Science and Technology：奈良先端科学技術大学院大学）の研究室のメンバーとこのプロジェクトを始めた時、私が生きている間にこの目標を達成できるかどうかはわかりませんでした」と、彼はノーベル賞授賞式で聴衆に語った。

偶然にも、山中が生まれた年と同じ１９６２年、英国にあるオックスフォード大学の生物学者ジョン・ガードンは、「分化は一方向にしか進まない」という長年の通説を覆し、何年も後に日本の科学者によってそれが共有され、２０１２年に山中とともにノーベル賞を受賞したのである。ガードンは、カエルの卵細胞から核（ＤＮＡが格納されている部分）を取り除き、成熟した腸の細胞から取り出した核と入れ替えると、卵は卵細胞と同じようにオタマジャクシに成長することを発見した。これはクローニングであり、１９９６年に英国スコットランドで羊のドリーを作ったのと同じ基本技術で、成体のＤＮＡから専門の細胞に分化する指示〔遺伝子の修飾〕を取り除いて再プログラム〔遺伝子の初期化〕することができることを示したものである。

その後、2001年に京都大学の多田高が、マウスの胸腺細胞を胚性幹細胞と融合させて初期化することに成功したと報告し、細胞分化の進行方向を逆転させることができるというさらなる証拠が得られた。山中は、こうした幹細胞には多能性を維持する何らかの因子が含まれていると考えた。なぜなら、すべての受精卵はエピジェネティック・クロックがゼロにリセットされた状態、つまり両親のDNAから引き継いだエピジェネティクスの「記憶」をほとんどもたない状態で誕生するからである。*おそらく、多能性維持のための因子のみを細胞に導入すれば、核を丸ごと移植するという非常に手間のかかる不確実な作業の必要はない。そこで彼は、その因子が何であるか、つまりどの遺伝子がその因子を作り出すのかを明らかにすることを自身の研究室の課題とした。他の研究室も同様のことを調べており、彼らは2004年までに、多能性に関与すると思われる24の候補遺伝子を特定した。

翌2005年、山中のチームは、たった4つの遺伝子を、ウイルスを用いて細胞のDNAに導入することで、マウスの成体細胞から胚性幹細胞を作製することに成功した。この4つの遺伝子は、多能性を誘導するために細胞内で強く活性化されていなければならず、おそらく、成熟細胞としての運命を決定していたエピジェネティクスのスイッチを取り除くことによって働くのだろうと彼らは指摘する。しかし、この実験は山中が予想していたよりもずっと単純なものであったため、彼はその結果を信じられなかった。

２００６年6月にカナダのトロントで開催された幹細胞国際学会において、彼のチームの研究成果を発表した時、仲間の研究者たちも同じように懐疑的だった。韓国の科学者がクローン技術でヒト胚性幹細胞を作ったとの主張が詐欺であったという最近のスキャンダルを念頭に置き、山中は研究者に何度も何度も実験を繰り返させた。そして、その結果に自信をもち、２００６年11月にセル誌に発表し、自分たちが作った新しい細胞を「人工多能性幹細胞（ｉＰＳ細胞：induced pluripotent stem cells）」と名付けた。

彼とそのチームは、マウス実験で得た知識をヒトの細胞で試すことを切望していたため、山中は２００４年に、日本でその研究に対する唯一のライセンスをもつ京都大学の再生医科学研究所（Institute for Frontier Medical Science）に移った。セル誌に論文を発表した翌年には、36歳の女性の顔から採取した皮膚細胞と69歳の男性の結合組織細胞から、マウスと同じ手法で、ヒトｉＰＳ細胞を作製することに成功した。さらに、彼のチームは、この人工的に作製された幹細胞を神経細胞や心筋細胞へと再プログラムすることに成功したのである（その心筋細胞は、拍動までも開始した！）。これは、時計を逆転させても新しい細胞になる可能性が失われていないことを示すよい兆候であった。しかし、彼の研究チームはこの栄誉に安住

＊私は「エピジェネティクスの記憶はほとんどない」と言っている。なぜなら、世代を超えて受け継がれる一過性の環境による影響の発見は、エピジェネティクス／遺伝学における魅力的な新領域だからである。

している暇はなかった。他の2つのグループが猛追していることを知った山中の研究チームは、鬼のように研究を進めた。そして、2007年11月に、競合グループにわずか数週間ほど先駆けて、セル誌にその成果を発表した。

今日、初期化に関与する4つの遺伝子は、「山中因子」として一般的に知られている。そして、山中因子は研究用のiPS細胞を製造するために、より洗練された技術とともに日常的に使用されている。しかし、2007年には実現するかと思われていた実際の患者のための代替組織や臓器、スペアボディパーツの製造には至っていない。当然ながらこれまでにも、そして現在も解決すべき問題は山積している。例えば、山中因子の1つであるMycと呼ばれる遺伝子は、癌を誘発する性質がある。もう1つの課題は、iPS細胞が成体細胞であった頃の記憶をわずかに残していることである。これは除去することが非常に難しく、いくつかのエピジェネティクスのタグによるものと考えられている。とはいえ、科学者たちが実験用の培養皿の中の培養細胞を越えて、より広い視野に目を向けるようになるのにそう時間はかからなかった。もし、山中因子を使って生体の発生の時計を巻き戻すことができたらどうなるだろうか?

多くの研究室がマウスでそれを試みたが、2013年と2014年に研究を発表したスペインと日本の2つのグループは、悲惨な結果を報告した。そのマウスは長く生き延びることができず、制御を失った細胞に複数の腫瘍が発生して癌で死ぬか、脱分化した細胞が独自性を失って臓器不全で死ぬかのどちらかだったのだ。そして2016年、米国カリフォルニア州ラホヤにあるソーク研究所の科学者たちが、マウスを使った研究から得られた驚くべき結果を報告し、世界中のメディアの見出しを飾った。

このグループは、ファン・カルロス・イズピスア・ベルモンテが率いていた。微笑みながら柔らかな口調で話す彼は、現在50代後半のスペイン人で、「大胆不敵な」リスクを冒して科学の限界、そして、しばしば医療倫理へ挑戦している。自然界の仕組み、特にすべての種の体がどのように成長、発達、修復されるのかを理解しようとしていることで知られている。彼は、例えば3人の親をもつ胚の作製やヒトの臓器を豚で作製する試みなど、論争の的になるような問題に取り組んでいる。1993年から米国ソーク研究所の教授を務め、2004年にはスペインのバルセロナに再生医療センターを設立したイズピスア・ベルモンテは、その驚くべき知性と強い労働倫理でも有名である。彼はスケジュールについて、STATニュース〔米国にある企業が運営する医学・健康関連ニュースサイト〕の取材に対して、「1日25時間、科学する」と答えている。

ベルモンテはスペインの田舎の貧しい農家に生まれ、ほとんど教育を受けていない両親のもとで育てられた。彼自身、8歳で学校を辞めて畑で働かなければならなかったが、16歳で復学して大学に入り、さらに博士号まで取得することができた。発生中の胚の神秘に触れたのは、彼がドイツのハイデルベルクの研究室に所属した時だった。それ以来、幹細胞がほぼ無限の生命体を生み出す方法に、彼は魅了されてきた。

彼の研究室は早くからiPS細胞の実験に着手し、山中因子を用いてさまざまな種類の細胞を初期化してきた。このプロセスをイズピスア・ベルモンテは、「グローバル・エピジェネティック・リモデリング」と呼んでいる。彼の実験には、100歳以上の長寿者や、子どもに発症し老化のいくつか（すべてではない）の特徴が加速する早老症であるハッチンソン・ギルフォード・プロジェリア症候群（HGPS）の患者から採取したヒト細胞も含まれていた。両者とも、初期化プロセスによって、テロメアの長さや遺伝子の発現、酸化ストレスのレベルをリセットすることに成功した。

培養皿から生き物に目を向け、イズピスア・ベルモンテの研究チームは、ヒトのHGPSを模倣した遺伝子改変マウスを作製した。このマウスにより、通常の老化による病理学的変化の時間軸を早め、初期化によって生物全体の若返りが可能かどうかに迅速に答えることができる。研究チームは、以前の実験におけるマウスの悲惨な運命を念頭に置き、初期化が段階的なプロセスであるという証拠をもとに、マウスの飲料水に特別な薬剤を加えて、山中因子を断続的かつ短時間で一気に活性化させることにした。こうすることで、マウスの細胞をどれだけ過去に戻すかをコントロールし、本来あるべき姿のエピジェネティクスの記憶を完全に消し去ることで、臓器を「分解（機能不全）」させたり、癌の制御されてない増殖を誘発したりすることを回避できると考えたからだ。

彼らの考えは正しかった。部分的な初期化治療戦略は、早老症マウスの皮膚、腎臓、胃、筋肉を含む多くの組織や臓器の老化プロセスを遅らせることに成功したのだ。しかも、このマウスは、未処置の対照群に比べて平均して30％も長生きした。研究チームの一員であるプラディープ・レディは、この結果が発表された時、「これらの因子で治療されたマウスは、組織の見栄えがよく、より健康で、老化の特徴を蓄積していなかった」と述べた。「これらのことが相まって、寿命の延長に寄与したのです」

科学者たちはまた、この戦略を用いて、正常な高齢マウスの加齢に伴う衰えを逆転させられるかどうかも知りたかった。試してみた結果、枯渇していた健康で機能的な幹細胞の供給が回復し、膵臓の能力（糖尿病においてとても重要）や筋損傷後の自己修復能力を回復させることに成功したのである。「これはかなり驚くべきことです。考えてもみて下さい！　これは非常に興味深い戦略です。多能性遺伝子が個体全体を変えることができるという事実、そして、少しだけｉＰＳ化を行うことができれば、それをきっかけとして最大の効果につながる可能性があるという事実を物語っています」とヴォルフ・ライクは述べている。これは、エピジェネティクスのメカニズムが老化のプロセスをただ受動的に反映するものではなく、老化の能動的な要因であるという説を強く示唆する。

ソーク研究所が彼のチームの研究結果を発表した時、イズピスア・ベルモンテは「明らかにマウスはヒトではないし、ヒトを若返らせるのはもっと複雑であることはわかっている。しかし、この研究は、老化が非常にダイナミックで可塑的なプロセスであること、それゆえこれまで考えられていたよりも治療的介入を行いやすいであろうことを示している」と述べている。

現在、科学者たちは山中因子と同じ働きをする、マウスの若返りプロセスを自由にオン・オフするための、断続的に使用できる化学物質（薬）を探索している。「この方法を使えば、より安全で、より確実な方法で、若返りのプロセスをヒトに応用できるかどうかを調査できるようになると思います」とイズピスア・ベルモンテは言う。

ｉＰＳ細胞の技術は、他のアンチエイジング治療にも応用できる可能性を秘めている。すでに述べたように、私たちのほぼすべての組織には、維持と修復のために利用できる特注の幹細胞が備わっている。しかし、さまざまな理由から、加齢とともに幹細胞の働きは低下していく。幹細胞は分裂を繰り返しながら、ＤＮＡに変異を蓄積していく傾向にあり、エピゲノムに余分なタグが付加され、遺伝子発現を制御する効率が低下するのだ。第4章で紹介したバック研究所のジュディス・キャンピシは、「老化細胞が幹細胞の増殖と分化を妨げる分泌物を作ることが、幹細胞の機能低下の理由の1つであることがわかっています。この場合、老化細胞を除去することが組織の若返りに役立つかもしれません。しかし、文字通り幹細胞が枯渇していて、老化細胞を除去しても何も起きないというシナリオもあるのです」と語っている。

このような修復のための原材料の枯渇は、「幹細胞の枯渇」として知られている。これは老化の典型的な特徴の1つであり、特に顕著な例として、2005年に115歳で亡くなったオランダ人女性、ヘンドリック・ヴァン・アンデル・シッパーのケースがある。生前、ヘンドリック・ヴァン・アンデル・シッパーは世界最高齢とされていたが、少し体が弱かったことを除けば驚くほど元気で、曇りのない心、時事問題への関心、世紀をまたいで蓄積された鮮明な記憶の数々を持ち合わせていたのだ。では、彼女の健康長寿の秘訣は何だったのだろうか？　研究者たちを喜ばせたのは、ヴァン・アンデル・シッパーが自分の体を科学に委ねることに同意したことだ。アムステルダムにあるVU大学〔アムステルダム自由大学〕医療センターの遺伝学者ヘンネ・ホルステージは、彼女の血液を分析するチームを率いて解析した結果、驚きを隠せなかった。アンデル・シッパーの白血球の大部分は、たった2個の専門の幹細胞（重要な免疫細胞を生み出す造血幹細胞として知られる）に由来していたのだ。

ヒトは、誕生時に約1万から2万個の白血球の幹細胞をもち、そのほとんどが骨髄に存在し、毎日約1300個が活発にその免疫系の補充に関与している。しかし、ヴァン・アンデル・シッパーの血液DNAを詳しく分析したところ、彼女の死の時点で造血幹細胞のプールは事実上枯渇していたことが判明した。ホルステージは、*The Scientist*誌に「その突然変異がすべての血球系細胞に分布していることから、たった2個の血液幹細胞が親となっているとしか考えられません」と語っている。ホルステージとその同僚は、ヴァン・アンデル・シッパーの血液中のテロメアが他の組織と比較して極端に短いことから、造血幹細胞集団の枯渇を示す手がかりを見出した。このことは、彼らが複製寿命の終わりに近づいていることを示しており、おそらく他の1万9998個の幹細胞集団はすでに寿命を終えていたのだろう。

幹細胞の枯渇によって維持するための材料を使い果たすと、唯一の解決策は新しい幹細胞を作ることであり、そこで期待されるのが移植であるとキャンピシは言う。「皮膚の生検を少し行い、自分の細胞を多能性にすれば免疫の問題はないでしょう？　それから、それを例えば、神経幹細胞や筋肉幹細胞などに再分化させて移植するのです」。ここで大きな課題となるのが、細胞の配送だという。「膝の軟骨を作るための幹細胞を手に入れるだけなら、それはとても簡単なことです。しかし、もし長い筋肉すべての幹細胞が不足しているとしたら、そどうやってすべての細胞を（必要な場所に）運ぶのでしょうか？　幹細胞には、再生が必要な場所にうまく移動できる集団とそうでない集団があります。しかし、その理由はまだ誰も知らないし、移動を嫌がるような集団を元気づけるにはどうしたらよいかもわからないのです」。そして、幹細胞をアンチエイジング治療に利用するためにどのような戦略を立てようとも、癌の影があるとキャンピシは警告する。「細胞が分裂するたびに、癌化するリスクがあります。それが最大の心配事となるでしょう」

しかし、私たちの体の再生能力は、幹細胞の量と質だけに依存しているわけではない。幹細胞に成長因子やその他の重要な化学物質を供給する血液の状態にも依存するのである。なぜそれがわかるのか？　次に続く章で述べることを怖がることはない。生きたマウスを脇腹でつなぎ合わせて、血液の循環を共有させる。これがパラバイオーシスである。

第15章

Something in the blood?

血液中の何か?

パラバイオーシスとは、「並んで暮らす」という意味のギリシャ語に由来する。フランスの生理学者であり政治家でもあったポール・ベールは、1864年に、皮膚を縫い合わせた動物が最終的に1つの循環系を共有するようになるかどうか、単純に興味を抱いた。ベールは、実験用のラットの脇腹を縫い合わせてみたところうまくいき、1866年にフランス科学アカデミーから実験生理学賞を授与された。これは実験的原理の証明であったが、科学界は研究ツールとしてのパラバイオーシスに20世紀初頭までほとんど関心を示さなかった。その後、ネズミ以外のカエルや昆虫などさまざまな生物で、この動物まるごとの接合実験は行われ、健常なものから疾患まであらゆる生命現象を研究するために使用された。

1956年、老化研究のために動物を接合しようと最初に考えたのは、第8章で紹介した米国の畜産業界でカロリー制限の実験をしていた畜産学者のクライブ・マッケイであった。マッケイは、ご記憶の通り、老化研究に没頭していた。若い血液が若さの源になるかどうかを調べようと、彼は69組のラットをさまざまな年齢の組み合わせで縫い合わせた。しかし、彼の技術は粗雑であったため、一方の生物が他方の生物を犠牲にして生存するという、接合した生物間での攻撃による、あるいはパラバイオーシス病（関節の血管系が発達する時期に免疫反応が起きると考えられる謎の疾患）による悲惨な死を招くことになったのである。

しかし、この実験に成功した生物において、マッケイは年老いたパートナーの組織に対して若返り効果の証拠を発見した。例えば、骨密度が著しく改善された。また、カロリー制限をしたマウスと自由に餌を食べられるマウスを一緒にしたところ、寿命がのびたという証拠も見つけた。しかし、そのデータは興味深いものではあったが、極めて限定的でほとんどが裏付けに乏しいものであった。その後1970年代になって、老齢マウスと若齢マウスのペアを作った研究者たちは、寿命がのびたという強い証拠を手に入れた。若齢マウスとペアになった老齢マウスは、対照群よりも4～5か月長生きしたのである。

1999年、幹細胞生物学者のエイミー・ウェイガーズが、当時、米国カリフォルニア州にあるスタンフォード大学で、*血液中を循環する骨髄幹細胞の運命を研究する方法を探索していた際に、パラバイオーシスを老化研究に活用する大きな一歩が踏み出されたのである。

当時、多くの人がこの骨髄細胞は胚性幹細胞と同じくらい強力な能力をもち、何にでもなれる〔分化できる〕という誤った考えをもっていた。ウェイガーズは、海底に生息する小型の無脊椎動物であるホヤの再生を研究するために、長年パラバイオーシスを用いていたアービング・ワイスマンの研究室でポスドクとして働いていた。ワイスマンは、ウェイガーズの研究に対してパラバイオーシスを使うように勧めた。そして、免疫系を維持する骨髄幹細胞は他の専門の細胞を作り出すことはできないこと、そして脳の神経細胞を作り出すことはできないことを、ウェイガーズは証明した。彼女の実験は、幹細胞生物学の分野の他の研究者にインスピレーションを与えた。その中でも著名な細胞生物学者はイリーナとマイク・コンボイであり、現在カリフォルニア大学バークレー校の生物工学部門でともに働いている

2016年8月の暑い日曜日の朝、私はキャンパス内にあるコンボイ夫妻のオフィスを訪

＊今日、パラバイオーシスは、接合される動物にとって、できるだけ苦痛やストレスのないように行われている。ここで紹介する実験は、「実験動物の飼育と使用に関する米国国立衛生研究所のガイドライン（National Institutes of Health Guide for the Care and Use of Laboratory Animals）」に従って実施されている。マウスは通常、手術の少なくとも2週間前からケージを共有して適合性を確認し、無菌の手術環境と麻酔のもとで手術を受け、回復期には暖房パッドで保温し、手術中および回復期には当然のことながら強力な鎮痛剤を投与し、さらに注意が必要な苦痛の兆候がないか毎日観察し、回復期には体への負担と不快感を最小限にするために餌と水を手の届くところに配置し、その後の反転手術でも同じように処置を行う。

ねた。イリーナは水泳から戻ってきたばかりで、まだ髪をタオルで拭いているところだった。しばらくして、チェックのシャツにスラックス、サンダルというカジュアルな服装のマイクが加わり、イリーナが母国ロシアを離れて米国に留学した経緯や老化研究に携わることになったいきさつを話してくれた。

イリーナは、幼い頃からこのテーマに心を奪われていると語った。「その時のことを昨日のことのように鮮明に覚えています」。当時6歳だった彼女は、祖母の腕を見て、自分の若い腕とはまったく異なるシワシワの皮膚に気がついた。「彼女の腕は、とてもとても老けて見えたのよ」とイリーナは言った。「それで、私は背がのびてそして変化しており、その結果、祖母のようになるのが自然な流れだと思い、ある時点でこのようなことが私にも起こるのだと気づいたの」

祖母が死に向かっていることを認識したことで、焦点が絞られたのである。「私はとても悲しくなって、祖母が死なないように、そしてもちろん両親のことも助けたいと思いました」。そして、老化を理解したい、克服したいという衝動がイリーナの若い時分の夢に加わったのだ。「お姫様になりたい、体操選手になりたい、金メダリストになりたい……いろいろあったんですよ」と彼女は笑った。

ロシアで大学を卒業した後、イリーナはよりよい教育の機会を求めて、１９９０年代初頭に渡米した。スタンフォード大学で博士号を取得した後、筋肉幹細胞の研究に取り組み、特に加齢によってなぜ筋肉が衰えてしまうのかを研究した。いずれはロシアへ帰るつもりだった。しかし、渡米後すぐに同僚のマイクと出会い、結婚したことですべてが変わった。２人は、血液の研究で世界的に有名になった。そして、その血液が老化の謎を解く鍵を握っていると言われている。

イリーナのスタンフォード大学でのポスドク時代の研究は、マイクもポスドクとして所属していたトム・ランドの研究室で行われた。彼らの研究の一環で、老齢マウスと若齢マウスの筋肉幹細胞を採取し、老齢マウスと若齢マウスの血清（血液の液体成分）とともにさまざまな組み合わせで培養を行った。その結果は興味深いものであった。老齢マウスの血清は若齢マウスの幹細胞の活性を抑制し、若齢マウスの血清は老齢マウスの幹細胞の活性を促進させたのだ。さらに、老齢マウスと若齢マウスの血清を半々に混ぜて幹細胞を培養したところ、老齢マウスの血清が優勢で、どのマウスの幹細胞であってもその活性が抑制された。では、この現象は生体内ではどのように作用しているのだろうかと彼らは疑問に思った。

コンボイ夫妻は、別の問題にも取り組んでいた。老化は、なぜさまざまな組織が同時に衰えるといった全身的な現象として生じるのだろうか？　イリーナは、加齢によって衰えていく再生能力について、すでに独自の説を唱えていた。老化するのは幹細胞ではなく、細胞の生きる環境が劣化して、幹細胞が仕事をするのに必要な刺激を受けられなくなるからだと彼女は指摘する。循環する血液の中に、幹細胞の活性を調整する何かがあるのだろうか？

２００2年、イリーナが、エイミー・ウェイガーズの骨髄幹細胞に関する論文を、所属する研究室のジャーナルクラブの集まりで発表した時のことである。彼女が、若齢マウスのペアで血液を共有するパラバイオーシスの実験について説明を始めると、それまで後ろの方で静かに座っていたマイクが1つの可能性に気がついた。ミーティングの後、マイクはイリーナとトム・ランドに尋ねた。彼らと同じシステムを使って、若齢マウスと老齢マウスをつないだらどうだろう？「その方法は、幹細胞生物学や再生医療分野ではこれまで一度も行われたことがありません」とイリーナが説明すると、彼女とランドはすぐにこの実験の魅力を理解したのである。

彼らは、ランド研究室における初期の動物実験に加わったエイミー・ウェイガーズに助けを求め、マイク・コンボイが将来パラバイオーシスの実験を行えるように技術指導をしてもらった。処置後1～2週間以内に、ペアになったマウス（若齢マウスと老齢マウス、そして同年齢同士の組み合わせ）は、血液循環を共有するようになった。5週間後、研究チームは脳、筋肉、肝臓の組織を分析するためにマウスを安楽死させた。これらの臓器は、初期胚で形成される外胚葉、中胚葉、内胚葉という細胞の3つの胚葉（体内のすべての臓器を生み出す起源となる構造のこと）をそれぞれ代表している。

「これらの組織のすべてにおいて、老齢マウスの幹細胞と再生能力が大幅に若返っていました。そして、若齢マウスでは顕著な衰退が見られました」とイリーナは語った。研究チームは、その成果を2005年にネイチャー誌に発表した。「でも、その時は誰もが若返りの部分に興奮していたので、若齢のパートナーの早期老化に対してはあまり興奮していませんでした。ですので、この論文はタイトルも、説明も、少し若返りの部分に偏っていたように思います」とイリーナは述べた。研究者たちは、組織の再生が若齢マウスから血流に乗って移動してきた幹細胞ではなく、老齢マウスに内在する幹細胞の働きであることを確認するために遺伝学的検査を行った。

しかし、細胞培養レベルの実験ではまったく逆のことが予想されたのに、なぜ生体の実験では老齢マウスの若返りが、若齢マウスの早期老化より顕著にあらわれたのだろうか？　イリーナによれば、接合された動物が共有しているのは血液循環だけではないからだそうだ。「血液だけでなく、若い動物の体全体を有している状態なのです」。老いたマウスは、若い肝臓と腎臓の活動から恩恵を受け、循環する血液から老化に伴う老廃物を取り除くことができるし、それ以外にも多くの恩恵を受ける。「血圧もよくなります。肺が若いので酸素供給がよくなり、インスリンとグルコースのバランスもよくなるのです」と彼女は言う。「それに対して、若齢マウスは炎症を伴う病的な体を維持しなければならず、苦しんでいます」

老いた血液に含まれる老廃物の中には、老化した細胞が放出する炎症性分子があることは、すでにこれまでの章で見た通りである。しかし、パラバイオーシス実験の後、コンボイ夫妻は老いた血液の中から害を及ぼす別の因子をすぐに突き止めた。それはTGF－β（transforming growth factor-β：トランスフォーミング増殖因子ベータ）という分子で、マウスやヒトが年をとると過剰に産生されるものである。さらに、ＴＧＦ－βから信号を受けた細胞は、このメッセンジャー分子の受容体（結合部位）をさらに増やし、過剰産生による影響がさらに大きくなり、特に筋肉や脳細胞の再生が阻害されるのである。

さらに、研究者たちは**若い**血液に含まれ、老いた組織を若返らせる因子の1つを突き止めた。それは、オキシトシンという脳で作られるホルモンであり、出産時に子宮の収縮を助ける物質として多くの人に知られている。「オキシトシンは、筋肉幹細胞に直接作用します。オキシトシンがないと筋肉はうまく修復されず、うまく機能せず、脂肪に置き換わってしまうのです。加齢に伴って血中のオキシトシン濃度は約3分の1に低下し、オキシトシン受容体の存在量も少なくなります」とイリーナは説明する。

コンボイ夫妻は、イリーナによる独自の仮説が示唆したように、高齢マウスのＴＧＦ－βのレベルを正常化する、あるいは他の成長因子やオキシトシンをマウスの血液に加えることによって、幹細胞が目覚め、分裂を始め、再生活動を行うようにシステムを「リセット」できることを発見した。「マウスでできたことが、ヒトにもうまく転用できるのであれば、非常に有望だと思います。この戦略は、手術の補助として、あるいは事故や外傷の後に、ヒトにとって非常に価値のあるものになるかもしれません」とマイクは言った。

ＴＧＦ－β阻害剤、オキシトシン、さまざまな成長因子は、すでにさまざまな症状の治療のために医薬品として使われているが、コンボイ夫妻の主たる関心事は、その研究を臨床応用することではなく、私たちの体の奥深くで静かに、絶え間なく、そして目に見えない形で起こっていることを突き止めることである。「つまり、私たちは研究を行い、それを公表し、誰かがそれを読んで、もしかしたらそのような治療を試してくれるかもしれないと願っているのです」とマイクは語った。

スタンフォード大学のトム・ランド研究室の下の階に、神経科学者のトニー・ワイス－コレイが着任した。ランドの研究チームは、接合したマウスの脳組織を調べたところ、海馬（記憶を保存する部位）の神経細胞が、年老いたマウスでは見事に再生され、若いマウスでは萎縮していることを発見した。しかし、彼らは投稿した論文の査読者から脳組織に関するさらなる追加実験を求められたため、公表の遅れを避けるために２００５年に発表した彼らの論文からこの発見を省いていたのである。しかし、ワイス－コレイはこの結果に目をつけ、自らパラバイオーシス実験を行い、ランドのチームと同様の研究結果を再現することに成功した。そして、彼らが何か大きなことに挑んでいることを確信したのである。さらに彼は、記憶の低下を生じている高齢マウスの脳を活性化させ、新しい記憶を植え付けることによって、マウスが恐怖を感じる点滅ライトから逃れることのできる唯一の穴の場所を、大きなボードの数多ある穴の中から見つけさせることに成功し、血液の血漿だけでも同じ効果があることを発見した。

これについて、2015年6月に開催されたTEDの講演で彼は、「買い物で忙しい1日を過ごした後に駐車場で自分の車を見つけるようなものであり、記憶が低下した人にとっては非常に難しい日常的な偉業なのです」と聴衆に語っている。確かに、この発見は、科学者に対して明確に未来への大きな楽観論を与えた研究結果であった。「今現在、私はヒトが永遠に生き続けるとは思っていません」と彼は聴衆に語りかけた。「しかし、若さの泉が実は私たちの中にあって、それが干上がってしまっただけだということを発見したのかもしれません……もし、それを少し元に戻すことができれば、これらの効果を媒介する因子を見つけることができるかもしれません。これらの因子を合成して作り出し、アルツハイマー病やその他の認知症のような加齢性疾患を治療することができるかもしれないのです」

ワイス－コレイは、ヒトの血液中にも若返りのための因子があるという理論を検証するために、若齢のヒトの血液から得た血漿を使って、高齢マウスを治療する実験を行った。そして、その結果に彼は大いに勇気づけられ、TEDでの講演の前年に、すでにカリフォルニア州サンカルロスにアルカヘスト社という小さな会社を設立していた。そして、彼は香港のアルツハイマー病の病歴をもつ裕福な家族から資金をもらい、小規模なヒトの臨床試験を実施したのだ。

スタンフォード大学の神経学者シャロン・シャーが主導したこの試験には、54歳から85歳までの、軽度から中等度のアルツハイマー病の患者18人が参加した。参加者は、18歳から30

歳までの献血者から採取した血漿を週1回、4週間にわたって注射されるか、またはプラセボとして生理食塩水を注射された。治療終了時には、脳をスキャンし、認知力テストを行い、介護者には着替えや食事の準備、買い物などの簡単な日常生活動作に改善が見られたかどうかを評価してもらった。2016年11月に発表された結果は、大きな失望を与えるものであった。何人かの参加者が試験終了前に脱落し、残った参加者の認知機能には改善が見られず、介護者からは日常的な作業を行う上で軽度の改善しか報告されなかったのだ。

イリーナ・コンボイは、否定的であった。「この試験の科学的根拠は、単にそこになかったのです」と、彼女は結果が出た時にネイチャー・ニュースに語った。血漿中のよい物質が標的とする細胞メカニズムは、まだ誰も知らない。さらに、ワイス-コレイの点滅する光と穴の開いた迷路を使用するといった、若い血液が認知機能に及ぼす影響を調べるためにデザインされたマウス実験は、再現性がとれなかった。「しかも、アルツハイマー病のモデルマウスを使ったテストは、一度も行われていません」と彼女は述べた。

コンボイ夫妻は、パラバイオーシス研究で生じた疑問点に興味をもち、独自の研究を続けていた。彼らは、ワイス-コレイがヒトでの実験結果を発表したのと同じ月にその結果を発表しており、おそらくイリーナが彼の発表に対してやや苛立った反応を示したのもこのためであろう。特に、この2人の科学者は、パラバイオーシスで見られた効果のうち、どの程度が動物の臓器系の共有活動ではなく循環血液中の因子に起因しているのかを熱心に研究していたのである。

彼らは、コンピュータで制御されたポンプを使った装置を考案し、縫い合わせない、つまり臓器活動を共有しないペアの動物間で、正確に測定された量の血液を交換することができるようにした。そしてもう一度、さまざまな種類の若齢マウスと老齢マウス、そして対照として同じ年齢同士の動物のペアを作り、2匹の動物の間で等量の血液を共有した場合の脳、筋肉、肝臓といった前回と同じ組織への影響について調べた。

その結果、面白いことがわかった。彼らがパラバイオーシス実験で見たように、若い血液は老いたマウスの傷ついた筋肉組織の修復を助け、古い血液は若いマウスの筋肉を著しく弱めることが判明した。また、老いたマウスの肝臓は若い血液によっていくらか若返り、若いマウスの肝臓は古い血液によって早々に老化してしまった。しかし、最も驚いたのは、脳で見られた効果であった。「若い血液は、どんなことがあっても脳の神経新生を改善しませんでした。古い血液には、脳細胞の健康と成長を阻害する物質があるようです。記憶を向上させたいなら、それを特定して除去する必要があります」とコンボイは言う。

この新しい実験の全体像は、彼らがパラバイオーシスを開始する前に実験室の培養皿上で見た現象に非常に近いものであった。つまり、古い血液は、若い血液が古い細胞を若返らせるよりも、若い細胞を抑制する作用が強いということである。イリーナ・コンボイはこの結果を発表したプレスリリースの中で、「私たちの研究結果は、若い血液だけでは有効な薬として機能しないことを示唆しています。老化を逆転させるためにねらうべき阻害因子が古い血液の中にあると言った方が正確です」と述べている。

このような状況から、ワイス－コレイによるアルツハイマー病の治療薬としての若い血漿の試みは時期尚早であり、期待を裏切る運命にあるように思われる。この最も複雑で、いまだに謎の多い脳の病気に関する長い失望の歴史の中で、また新たな失望が加わることになるだろう。

第16章

壊れた脳

The broken brain

　1901年11月25日、ドイツのフランクフルトで、1人の取り乱した夫が、妻の奇行がひどくなってきたため、精神科医に診せた。51歳のアウグステ・データーは、妄想に取り憑かれていた。夫に対してやみくもに嫉妬心を抱き、誰かが彼女を殺そうと家の外にいると信じ込んで、恐怖のあまり叫び声を上げるようになった。彼女は、幻覚を見たり、記憶を失い家の中でも方向感覚を失っていた。データーは、フランクフルトにある精神病院に入院し、夫から紹介された精神科医アロイス・アルツハイマーに診てもらうことになった。彼は、彼女の顕著な症状群に興味をもち、約5年後に彼女が亡くなるまで、彼女の症状を追い続けた。その頃、アルツハイマーはミュンヘンにある診療所に移っていたが、データーの遺体を検死した後、彼女の世話をしていたフランクフルトの研究所の責任者に、検査のために彼女の脳を送ってもらった。

アルツハイマーが顕微鏡で観察したところ、神経細胞体の周りにタンパク質の過度な塊がフジツボのように集まっているのが見え、それを初めて詳細に記述したのである。また、神経細胞内では、神経細胞とその突起の骨格と通信ネットワークを形成している微小管が、絡まって崩れていた。これらが、今日、彼の名を冠した病気〔アルツハイマー病〕の特徴である「プラーク〔斑点〕とタングル〔もつれ〕」であった。多くの異なる認知症の型のうち、最も厳しい認知機能障害の検査ですべての項目に当てはまるアルツハイマー病は、認知症の中でも特に65歳以上の高齢者に最も普通に見られ、全患者の約75%を占めている。しかしながら、アルツハイマー自身は、最初の症例の患者が比較的若かったことから、彼が記述したその疾患を「老人性認知症予備軍」と記述した。精神保健の専門家コミュニティにおいて、彼だけでなく他の誰もが、年老いた人々の標本中に見ていたものが何なのか特定できず、老人性認知症は動脈硬化によるとされ、加齢に伴う正常なプロセスの一部（今なら、あまり好奇心をかき立てられないように思える）として広く受け入れられた。

半世紀もの間、アルツハイマー病は、非常に珍しい病気と考えられており、つまり医学の教科書では知られていても、診療所で目にすることはほとんどなく、研究に関心をもつ人はさらに少なかった。また、アルツハイマー病の研究をしている人たちの主な目的は、若年成人が罹患する他の認知症と単純に区別することであった。

そして１９６８年、３人の英国人科学者が、老年期の認知症に関するあやふやな仮説を覆す論文を発表した。当時はフロイトの考え方が主流で、精神障害は幼少期の逆境体験による精神的な影響によるものとされることが多かった。しかし、ニューカッスル大学の精神医学教授であるマーティン・ロスは、その流れに逆らったのである。つまり、彼は、精神障害の生物学的な基盤や原因を探究することに興味をもった。ロスは、同僚であるニューカッスル大学の病理学教授バーナード・トムリンソンを説得して、認知症で亡くなった年老いた人々の脳を調べた。そして、神経科の上級医であるゲイリー・ブレスドに協力してもらい、一般病院を受診した認知症のない高齢者を対照として、その地域にある精神病院の長期入院患者の臨床評価を実施した。さらに、彼らはブレスドに、両方の患者の死後解剖の許可を得て、トムリンソンがその脳を研究できるようにすることも頼んだ。

その最初の研究で、トムリンソンは78人（多くは70代後半）の脳を調べた。予想に反して、その認知症の人の大半に、50年以上も前にアルツハイマーが報告したグミ状のプラークとタングルがあることがわかった。また、彼は、患者脳の損傷の程度は、ロスとブレスドによって報告された認知症の程度と相関していることに注目した。

２０１７年5月に96歳で亡くなったトムリンソンの追悼記事で、同僚たちがトムリンソンとの思い出を語ったところでは、凛として昔気質だが、心が広く、遊び心にあふれた人物だったそうである。彼のアルツハイマー病に対する草分け的研究は、「神経病理学の父」として多くの人の尊敬を集めている。しかし、長い間信じられてきたことを覆すのは簡単ではない。高齢者の認知症に関するニューカッスルの3人の科学者たちの発見が広く受け入れられ、その意味が理解されるまでには、しばらく時間がかかった。というのは、すでに世界で何百万もの人々が罹患し、さらにそれ以上多くの人々に迫る脅威である疾患に対して、その容赦ない脳の変性プロセスには、しかし確実にその疾患であるという兆候がなかったのである。明らかに、アルツハイマー病は重要視され、以来、認知症になった脳の中で何が起こっているのか、なぜ、どのように病気が進行するのかを明らかにするために、膨大な量の研究努力が払われるようになったのである。

アルツハイマー病の研究の最初の波は、失われた能力を補う薬物の開発を期待して、脳細胞間の誤った信号伝達の証拠を探すものであった。そして、ここでその場面を説明するのに、話を少し脇道へそらしてみよう。トムリンソンと同僚たちがアルツハイマー病の病態の広範性について発見する前の数年間、神経科学者の間では、脳細胞がどのようにコミュニケーションをとっているのかについて、活発な、そしてしばしば激しい議論が続いていた。一方は「火花派」で、信号は電気的インパルスによって伝えられると信じていた。もう一方は「スープ」派で、信号は化学的に伝達されると考えていた。脳や脊髄から全身に張り巡らされた神経ネットワークである末梢神経系では、化学的伝達物質が存在するという考え方は、その頃までに広く受け入れられてはいたが、中枢神経系におけるメカニズムとしては、まだ激しい論争が続いていたのである。ここで、この脳と脊髄においては、火花説が根強く残っていた。神経科学の学会に、身体の司令塔における化学的伝達物質の証拠を持ち込んだ者は、無視されるだけでなく、嘲笑されるのが関の山だった。

これは、1950年代後半における、スウェーデン人神経科学者アルヴィド・カールソンの体験であるが、彼は神経伝達物質ドーパミンの働きを思いがけなく発見した。カールソンはウサギを用いて実験をしていて、実験動物の脳内にあるこの化学物質を抑制すると、筋肉の硬直や震えといったパーキンソン病のような症状が引き起こされることを発見した。彼はまた、ドーパミンの前駆体であるLｰドーパという薬を投与すると、ウサギの症状が緩和されることも発見した。

カールソンは、脳内化学信号の研究で2000年にノーベル賞を受賞した。しかし、1960年に、彼がドーパミンのデータを英国ロンドンでの国際シンポジウムに持ち込んだ時、「ほぼ全員一致の懐疑論」を突きつけられた。代表者の1人の女性は、首を横に振りながら、彼の見解は「長続きしないでしょう」と言った。そして、カールソンの発表のねらいであった脳内での化学的伝達物質の作用の可能性について、その会議では誰も何の考えも示さなかったと議長が締めくくった時、「私に対する明らかなメッセージは、私は取るに足らない人ということでした!」と、カールソンは2000年のノーベル賞授賞式で聴衆に語った。

しかしながら、5年のうちには、多くの若い科学者が神経伝達物質の研究に携わるようになり、中枢神経系で重要な役割を果たしているという証拠が蓄積され、考え方にパラダイムシフトが起こってきたのである。そのL－ドーパに関する話題は、オーストリア、カナダや日本といった多様な国々の医師たちにも注目され、パーキンソン病患者に対する効果を検討する医師が少なからずあらわれた。1967年までには効果的な投与方法が確立され、振戦（震え）を制御したり筋の固縮を和らげるL－ドーパは、パーキンソン病治療の主流となった。ほぼ同時期に、研究がようやく軌道に乗ったアルツハイマー病を研究する科学者たちは、パーキンソン病に合併する認知症にも有効なこの新薬の華々しい成功に触発された。

この研究の流れは、その後10年間に、現在アルツハイマー病の治療薬として薬品棚に並んでいる、神経伝達物質を標的とする2つの型のみの薬の開発につながった。1つ目は、まだ最も広く使われている治療法で、化学的なアセチルコリンという伝達物質の量を増やすことで、アセチルコリンを情報交換に使う脳細胞（その多くは記憶の形成に関与している）の進行性の減少を補うものである。2つ目の治療法はちょうど対極にあるもので、神経伝達物質であるグルタミン酸の作用を弱めるというものである。グルタミン酸は、アルツハイマー病を患う人々の脳内の損傷細胞から過剰に放出され、同時にそれ自身が損傷の原因となる。

しかし、アルツハイマー病の特徴である脳のプラークやタングルはどうだろうか？　1960年代に初めて電子顕微鏡下で研究された時、プラークは細いタンパク質繊維の束が密集したものであり、タングルは主に対になったらせん状のフィラメントからなり、直線状の繊維も散在していることが判明した。これらの破壊的な病変の構成が明らかになったのは、1980年代半ばになってからのことである。そのタングルでのらせん状フィラメントは、タウと呼ばれるタンパク質からなることがわかった。タウは、脳細胞同士の通信ネットワークや細胞骨格を形成する微小管の組み立てと維持に不可欠なものであるとして、1975年に初めて同定された。1980年代半ばにタングルの主要な成分として同定されたタウのタイプは明らかに欠陥があり、細胞骨格と通信ネットワークの「線路」を崩壊させるものであった。顕微鏡下で見ると、タウのタングルは「排水溝に詰まった髪の毛のようだ」とある観察者は述べた。

1984年、米国にあるカリフォルニア大学サンディエゴ校のジョージ・グレナーとケイン・ウォンの2人の科学者によって、この粘着性プラークの成分が発見され、ベータ-アミロイドと呼ばれるタンパク質であることが同定された。しかし、この2つのタンパク質、タウとベータ-アミロイドは、どちらか一方あるいは両方が真にアルツハイマー病の原因なのだろうか、それとも単なる結果なのだろうか?

この問題に取り組んでいる科学者たちは、少なくともアミロイドが積極的に関与していることを示すいくつかの手がかりをもっていた。ダウン症候群の人たちは並外れて認知症を発症するリスクが高いことで知られており、しばしば成人期の初期に発症する。グレナーとウォンがアルツハイマー病のプラークのタンパク質をアミロイドとして特定したのと同年、彼らはダウン症候群の症例の脳に同じタンパク質を発見した。これは、ダウン症候群とアルツハイマー病の間の関連を示す最初の化学的証拠であり、グレナーは、まだ証明する方法がなかったので、アミロイドを生成する遺伝子に問題があるのではないかと荒唐無稽な推測をするようになった。もしそうだとすれば、その遺伝子を探す場所は、ダウン症候群の人たちが1つ余分にもっている21番染色体であろう。この荒唐無稽な考えは、アルツハイマー病の研究者たちの想像力をかき立て、遺伝子を発見して最初に論文を発表するための競争が始まったのである。

グレナーとウォンが明らかにしたタンパク質の成分同定から3年後、多くの研究所がこのタンパク質をコードする遺伝子ＡＰＰ（amyloid precursor protein：アミロイド前駆体タンパク質）のクローニングに成功した。その結果、ＡＰＰは確かに21番染色体に存在していることが判明した。これはまだ、アルツハイマー病の決定的証拠ではなかった。というのも、正常な遺伝子がどのように異常を来して問題を起こし始めるかを示すものはなく、ＡＰＰは彼らが探していたものであるという強力な証拠も実際にはなかったからである。しかし、ベータ－アミロイドに粘り強く焦点が当てられた。ＡＰＰ遺伝子がクローニングされたのと同じ年に、オランダの医師グループが、脳内出血や脳卒中を引き起こす別の遺伝性の認知症患者の脳の血管内に、同じタンパク質の沈着を報告したからである。*

アルツハイマー病の研究に多大な影響を与えた人物たちであるジョン・ハーディと彼の同僚マーティン・ロッサー、そしてジェニングス一家が登場する。ハーディは、60代前半のくしゃくしゃな髪で無精髭を生やした温厚な男性で、英国にあるリーズ大学で神経化学者として訓練を受け、アルツハイマー病のような疾患の原因を探るために、死後解剖の患者からの脳組織を研究する科学者として若い頃を過ごした。それから1983年、一報の論文が、米国のハーバードの遺伝学者ジェームズ・グゼラ率いる研究グループからネイチャー誌に発表された。それは、ハンチントン病の原因となる遺伝子の発見に関する報告だった。ちなみに、この病気は、米国人フォークシンガーであるウディ・ガスリーが、44歳で精神病院に送られ、最終的に55歳で亡くなった病気である。「私にとって、この論文は一種の『ダマスカスへの道〔ダマスカスはシリアの首都で、聖書に由来して「人生の転機」を示す〕』でした」とハーディは、私が英国のロンドン大学にある彼の研究室を訪ねた時に語った。「あの論文で、私は分野を変えるべきだと思いました。もし私が病気の原因を突き止めたいのであれば、遺伝学が進むべき道だったのです」。彼は、過去15年間仕事をしていた米国から、ロンドンのセント・メアリー病院に赴任することを決めた。そこで彼は、分子遺伝学を学び始め、ついにアルツ

＊オランダ型アミロイドーシスを伴う遺伝性脳出血（Hereditary Cerebral Haemorrhage with Amyloidosis, Dutch Type）という舌をかみそうな名前のため、その頭文字をとって「ＨＣＨＷＡ－Ｄ」と呼ばれている。

ハイマー病の遺伝学に関する研究プログラムを開始した。

グレナーとウォンが粘着性プラークの組成を明らかにしたのに続き、ハーディとそのグループも、プラークタンパク質をリバースエンジニアリング〔対象物を分解して解析を行うことによって、構成要素などを明らかにすること〕によって分析し、その成分を明らかにするという骨の折れる作業によって、推定上のアルツハイマー病遺伝子をクローニングする競争に加わっていた。しかし、彼らは誤った手がかりを追って、実りなく苛立たしい数か月を過ごした。しかしながら、彼らは、クローニング作業に加えて、「遺伝子連鎖」研究として知られる、染色体上の位置を最初に特定することによって疾患と関連する個々の遺伝子を探し出す方法を用いて、この疾患に関与している可能性のある遺伝子を探すために、さらに広く網を投じようとしていた。この研究において、研究者たちは早期発症アルツハイマー病の既往歴をもつ家族に協力を求め、そのDNA分析を行った。

ハンチントン病の遺伝子発見における成功にすぐ引き続いて、グゼラの研究室はアルツハイマー病の遺伝子を探すために大規模な連鎖研究を遂行し、彼らもまたダウン症候群に関連した21番染色体に探索を絞り込んでいた。しかし、グゼラグループの連鎖は、アミロイド遺伝子APPを含まない染色体の一帯を指していた。このため、誰もが染色体上に別のアルツハイマー病遺伝子あるいは遺伝子群が存在するかもしれないと考え、アミロイドの手がかりからやや外れてしまったのである。

そこで登場したのが、マーティン・ロッサーである。神経科医として第一線で患者と接しながら、同様に研究を行っているロッサーは、長身で細身な物静かな男性で、セント・メアリー病院のジョン・ハーディと共同で、早期発症のアルツハイマー病の家族を集め、連鎖研究を行うことになった。「私たちは、ごく最近設立されたばかりのアルツハイマー病学会のニュースレターに広告を出して、家族を集めることから始めました」と彼は説明した。「私たちは看護師を1人雇い、外に出て試験をしたり、採血もしました。臨床医としての私の仕事は、家族を探し出して、アルツハイマー病であると確認し、彼らに研究に参加してもらうことでした。そして、研究室ではジョンが巧みな作業をこなしていました」

ハーディ、ロッサーとそのチームは、互いに補完し合える能力をもった科学者たちであったが、当初は暗中模索の状態であった。アミロイド遺伝子がクローニングされたのは、彼らが連鎖研究にゴーサインを出した年のことであり、しばらくの間は興奮するようなことは何も発見されなかった。当時、連鎖解析は「驚異的に骨の折れる作業でした」とロッサーは回想する。今なら数時間で遺伝子の配列がわかる。しかし、当時は、ゲノムを切り刻んで、さらにその断片をどんどん小さくしていき、問題の疾患の遺伝に関係する単一遺伝子の変異を見つけるまで、すべての断片をテストするしかできなかったのである。「それには何か月もかかる仕事でした」

ハーディが、オランダ人医師たちが発表した、脳の血管を詰まらせるベータ‐アミロイドの塊をもつ特徴的な脳卒中患者に関する「魅力的な」論文に目を留めた時、そのブレークスルーが訪れた。彼は、すぐにその研究グループに連絡をとり、彼らの報告にある家族のDNAを調べられるかどうかを尋ねた。そして間もなく、オランダのライデン行きの飛行機に乗った。そこで彼は、ベルギー人の共同研究者で分子生物学者のクリスティン・ヴァン・ブルックホーフェンと合流し、約130キロメートル（80マイル）離れたベルギーのアントワープで、発症した家族の血液を採取する作業を開始した。21番染色体に注目した連鎖解析により、彼らはAPP遺伝子にたどり着いた。

競争は極めて激しくなっており、ハーディのグループはまたしても、同じ道を走る他のグループと競争することになった。ハーディらがAPP遺伝子の配列を決定して突然変異を発見したのは、ニューヨーク大学を拠点とする別の研究グループが同様の成功を発表したのとまったく同じ時期であった。この2つの研究者のグループは、1990年のサイエンス誌の同じ号に、相次いで研究成果を発表した。

これは、アルツハイマー病の決定的な証拠であり、ハーディ、ロッサーとそのチームは、本国に戻って連鎖研究の新たな方向性を見出すことができた。しかし、彼らは自分たちの戦略を変える必要があることに気がついた。このロンドンのチームは、登録された早期アルツハイマー病患者の15家族以上について、全員が同じ遺伝的欠陥をもっていると仮定していて、その血液を解析のためにプールしていたのである。これは誤りであった。家族性アルツハイマー病には3種類の異なった遺伝子が関与しており、孤発性アルツハイマー病にはもっと多くの遺伝子が関与していることが、やがて判明した。すべての家族を一緒に解析してしまったために、多くの遺伝的な背景のノイズが生じて、比較分析しても何も飛び出してこなかった。なぜどこにも変異が見つからないのかはっきり理解したので、彼らは今後、それぞれの家系を個別に分析することにした。そのために必要なのは、叔父、叔母、いとこを含む数世代にわたって広がった疾患のパターンをもつ大家族で解析するための十分な研究材料であった。

ここでキャロル・ジェニングスと彼女の大家族、そして大きな幸運が訪れる。偶然にも、キャロルの息子ジョンが、私も住んでいる英国エディンバラにある学校で教師をしていることがわかり、会って家族の話を聞かせてくれることになったのだ。

第17章

アルツハイマー病——先導する家族

Alzheimer's disease — the family that led the way

ヒトの病気に関して言えば、一般市民が科学の進歩に果たした役割が正当に評価されることはほとんどない。科学的なブレークスルーにつながるのは、その病気によって最も影響を受けた人々の答えを求める気持ち、粘り強さ、研究に参加する意欲であることが多い。ジェニングス一家は、アルツハイマー病に関してまさにそのような役割を担っていたのである。

ジョンの母キャロルは1人っ子だったが、彼女の父ウォルターは15人兄弟姉妹で、そのうち成人まで生き残ったのは8人だけだった。食べることもできない日もあるような貧しい家庭で育ったウォルターは、13歳で牛乳配達の仕事を始め、「洗濯機などの代金を一軒一軒回収していた時代に、地元の生協の信用調査担当者」にまで上り詰めたという。ウォルターは

「野心家」だったと彼の孫は言っており、マーガレット・サッチャー政権が公営住宅の入居者に家を買う権利を与えた時、彼はその機会を得て、大家族で最初の持ち家主となった。

その後、50代半ばになると、ウォルターは悩みを抱えるようになった。かつては綿密に記録していた生協の記録も少し雑になり、曜日を忘れてしまうことが多くなった。妻と買い物に出かけると、スーパーの通路を歩き回ってカートに変なものを入れたり、時には他の人のカートに入れたりすることもあった。「1979年の両親の結婚式の写真があるんですが、おじいちゃんがボタンホールや手袋をなくしたとか、そういう話があるんです。でも、診断されたのはその数年後だったんです」とジョンは言った。

ジョンは1985年に生まれ、祖父を知った頃には、祖父はもう話すことも1人で歩くこともできなくなっていた。その頃には、ウォルターの兄弟姉妹のうちの4人が認知症になっていた。「彼らは皆、英国ノッティンガムにあるこの病院の同じ病棟に入院することになったんです」とジョンは言う。「大叔母が診断を受けたのは48歳の時だったと思いますが、進行がとても早かったんです。55歳で亡くなりました」

ジョンの母キャロルは、自分の父方の祖父が若くして同じような病気になったことを思い出し、興味をもち、認知症を発症した人を特定する家系図を書いていた。「1980年代には、伝染病のような感じだったのでしょうね。母は叔父や叔母が皆、認知症である中に囲まれていたのですから、まさにそうであったに違いありません」と彼女の息子は言った。

彼女の祖父は、第一次世界大戦を戦っており、彼の奇妙な行動はいつもトラウマの影響や塹壕内の兵士への毒ガス攻撃によるものとされ、奇異に思われていなかったのである。しかし、親戚の間で認知症が広く分布している証拠を集めるにつれ、学校の先生で社交的な性格のキャロルは答えを求めるようになり、誰かが自分の家族の事例に興味を示してくれると信じるようになった。

「お母さんは何度も何度も手紙を書いたんですよ」とジョンは言った。「近くに住んでいたので、ノッティンガム大学にも手紙を書きましたし、他の大学や病院にも手紙を書きました。『私たちに興味がありますか？ 私たちは、研究のために私たち自身を提供します』と。でも、遺伝的な関連はないという考えが広まっていて、断られることが多かったのです。また、多くの場合、返答がありませんでした」。ジョンは、1分ほど考え込んだ。「つまり、何もおかしなことが起きていないなんて、誰も思うはずがないのです」

それから1987年に、キャロルはロンドンにあるセント・メアリー病院で行われている研究プロジェクトのことを知り、ロッサーとハーディに手紙を出した。この時は、彼女は無視されたり、拒絶されたりはしなかった。彼女の事例はセント・メアリー病院の研究チームがまさに探していたものであり、1990年に、家族を別々に分析することになった時、ジェニングス一家は理想的な研究対象群となった。キャロルは、父方で存命の叔父と叔母、いとこ、またいとこなどできるだけ多くの親族に声をかけ、分析のための血液サンプル提供にこぎ着けた。

1991年に、ハーディ、ロッサーとそのチームは幸運に恵まれた。DNAサンプルの矛盾が21番染色体上にあらわれ、APP遺伝子を指し示していた。科学者たちはAPPの塩基配列を決定し、突然変異を発見した。「私たちは、1991年2月6日にこの発見を報告しました……ほらね、私がその日を覚えていることが、いかに重要かを物語っています！」とハーディは笑顔で言った。「人生を変えるような出来事になると思いましたし、実際そうなりました」

この論文は、神経科学者のアリソン・ゴーテを筆頭著者としてネイチャー誌に掲載された。そして、その年の生物医学分野で最も引用された論文となり、研究の動向を分析するScience Watch〔優れた科学研究の内容を紹介する民間のウェブサイト〕は、APPの研究を「生物学の中で最も注目が集まっている分野」と評するに至った。（その後、APPは知的財産をめぐるひどくもつれた険悪な論争に巻き込まれ、ロンドンのチームは離散し、ハーディやゴーテを含む多くのメンバーがロンドンを離れ、米国に渡った。しかし、それはまた別の話である。）

同年、APPの変異をもつ家族性アルツハイマー病が、他に2例発見された。ハーディと彼の同僚デビッド・オールソップは、「アミロイド・カスケード仮説」の基礎となるこれら3つの発見を「あまり考えずに」書き上げ、不安定で競争の激しい時期に関するハーディの率直な回想によると、突然すべての証拠が明らかになったという。「私は遺伝学について、因果関係の仮説を検証するための独立した方法だとずっと考えていました」と彼は書いている。「アルツハイマー病には多くの競合する理論があり、遺伝学によって、これらの競合する理論について決定が下されると単純に信じていたのです。遺伝子解析の結果、これらの家系ではアミロイドがアルツハイマー病の原因であり、ダウン症候群の原因でもあることがわかったのです」

ハーディとオールソップが提唱したアミロイド・カスケード仮説は、現在でもアルツハイマー病の発症メカニズムに関する有力な説であり、研究に大きな影響を与えている。この仮説は、要するに、大脳皮質（脳の外側の層であるシワシワの灰白質）にベーター－アミロイドが蓄積することが、病気の引き金になるというものである。アミロイドは凝集して神経細胞間にプラークを形成し、炎症を引き起こし、脳の免疫系の「スカベンジャー」であるグリア細胞が関与することで信号伝達を微妙に混乱させるのである。アミロイド斑は、タウのタングルを促進する。タウのタングルは、すでに脳の基底部に限定的に存在しているのかもしれないが、ほとんど害を及ぼしておらず、特徴的なパターンで脳全体に広がっている。アミロイドは、タウ遺伝子に小さなエピジェネティクスのタグをつけて、タウタンパク質を過剰に産生させるのである。このようなプラークやタングルが徐々に脳に蓄積されると、細胞死や信号伝達の乱れがますます広がり、認知症につながる。

アミロイド・カスケード仮説が最初に発表されたのは、1992年である。同年、米国の科学者たちは、若年性アルツハイマー病に罹患した家族の連鎖解析を使って、もう1つの注目すべき部位として14番染色体に着目し、1995年にこの染色体上の欠陥遺伝子を発見した。この遺伝子がプレセニリン1と名付けられたのは、そのすぐ後に、家族性アルツハイマー病で変異している関連遺伝子が発見され、プレセニリン2と名付けられたからである。しかし、この2番目の遺伝子は、さらに別の染色体（第1染色体）上にあった。プレセニリンは、祖先がロシアのヴォルガ川西岸にある近隣の2つの村から、1870年から1920年の間に米国に渡ってきたヴォルガ・ジャーマンと呼ばれる一族の一員から、連鎖解析によって探し出されたものであった。ジェニングス一家と同様、ヴォルガ・ジャーマンは共通の祖先をもつことから、連鎖解析の理想的な対象者であり、彼らの間でアルツハイマー病が多発している背景には、遺伝性の遺伝子変異があることが強く示唆されたのである。

APPと同様に、両方のプレセニリンはベーター・アミロイドの生成と蓄積に関与しているが、前駆体タンパク質から異なる段階で関与する。正常に働いている時は、APP遺伝子によって作られたアミロイド前駆体タンパク質を、さまざまな異なる機能的形態に切り刻む役割を担っている。

家族性アルツハイマー病の背景にある3つの変異遺伝子のうち、最初に発見され、アミロイド・カスケード仮説のきっかけとなったAPPは、最も頻度が低い。しかし、この遺伝子は、現在もジェニングス一家の生活を苦しめ続けている。現在60代半ばのキャロルは、アルツハイマー病を患っており、「実質的に、彼女はもうほとんど言葉を失っている」と息子は言う。家族は、２００４年頃からキャロルの行動や対応能力に微妙な変化があることに気づき始めた。ジョンは大学に進学し、両親はランカスターの自宅から、メソジスト派の牧師である父スチュアートが、大学の礼拝堂勤務の牧師として赴任するウォリックシャーに引っ越したばかりだった。家族はスチュアートの仕事で何度も引っ越しをしてきており、引っ越し作業は慣れていた。しかし、今回は違った。「母さんはいつも整理整頓が上手で、箱にラベルを貼ったりしているのに、引っ越し業者が来た時に荷造りもされていなくて、ちょっと混乱していたので、父さんは少し変だと思ったみたいです。それが最初の兆候でした」とジョンは言う。

認知症の家系でありながら、誰も（キャロル自身でさえも）キャロルの衰えを予期していなかった。彼女は研究の一環のために血液を提供したが、その結果を求めたことはなかった。自分がこの遺伝子をもっていると知ったら「倒れてしまう」かもしれないと考えたと、彼女はインタビューに答えていた。「母さんはいつも、明日バスに轢かれるかもしれないよという考えでした。それが、母の口癖のようなものでした」と息子は言う。「そのような否定的な態度は、症状が出るまで続きました。そして、彼女が知りたくないという強い気持ちをもっていたから、周りの人はそのことに触れようとしなかったようです」

しかし、これは選択的タブーであったとジョンは言う。アルツハイマー病のことはよく話題になったし、彼には小学校でそれについて詩を書いた記憶もある。しかし、その話はいつも抽象的で、人間味のないものだった。「能力的に普通の大人から、自分の知っているおじいちゃんへの移行を見たことがなかったから、私にとって完全に抽象的だったのです。病気の進行を見たことがなかったから、そんなことが起こり得るとは想像もつかったのです。私が成人して、母親が発症して初めて、そのことに気がついたのです」

ジョンと彼の母親が、個人的に難しい領域に踏み込んだのは、たった一度だけだった。ジョンと妹が子どもの頃、毎年夏になると両親はノーサンバーランド州にあるコテージを借りて家族で休暇を過ごし、ジョンは成長して家を出た後もそこに参加し続けた。「人は、ヒバリ〔朝型人間〕かフクロウ〔夜型人間〕のどちらかだと言われていますよね」と彼は述べた。「母と私は間違いなくフクロウだったので、父が寝ると、私たちは夜遅くまでおしゃべりしていたんです。私が10代の頃からそうでしたが、その時もワインを飲みながら同じように話をしました。自分たちがこの遺伝子をもっていると考えていることや、認知症になったらどうなるかということを話しました。母さんは、認知症とはテレビの静止画のように思考が停止するようなもので、さらに将来的にはもっと悪い症状が出てくるかもしれないと言っていました。それまでは、認知症になる可能性について話したことはなかったので、それは珍しいことでした。それ以来、そのような話はしなくなりました」

母親と同じように、ジョンも自分の血液検査の結果を知ることに抵抗があったが、自分が突然変異の遺伝子をもっていることを骨身にしみて感じている。彼は、ＤＩＡＮ（Dominantly Inherited Alzheimer Network：優性遺伝性アルツハイマー・ネットワーク）と呼ばれる国際的な研究プログラムに積極的に参加している。彼は2年ごとに腰椎穿刺、血液検査、ＭＲＩ、ＣＴスキャンなどの一連の検査を受け、母親や他の親族同様、自分が死んだら自分の脳を科学に委ねるつもりでいる。ＤＩＡＮの研究者たちは、ハーディ、ロッサーとその研究チームが、１９９１年に変異型ＡＰＰ遺伝子を発見した時点から、毎年彼女の脳のＭＲＩスキャンを実施し始めたので、キャロル・ジェニングスの病気がどのように進行したかを追跡することもできる。

「ＤＩＡＮプロジェクトで発見されたことの1つは、アミロイドの沈着は症状が出るずっと前、数十年前から始まっているということです。つまり、もし私がこの遺伝子をもっているならば、すでに私の中でその現象が起こっているのです」とジョンは述べた。

アルツハイマー病の治療薬を探究する中で、大手製薬会社はアミロイドに着目（脳からアミロイドを除去するか、プラーク形成を防ぐ）してきた。ジョン・ジェニングスは、この薬剤の探索に、強い関心と同時に諦めのようなものを感じている。「事態は悪化の一途をたどっているという、自分の中で構築したシナリオを受け入れるようになりました」と彼は申し訳なさそうに笑う。「これからどんどんスピードアップして、それで終わり。忘却の彼方へ。もう手アミロイドを止めれば病気の進行を止めることができるというのが本当だとしても、もう手遅れなんです」と彼は続けた。「母さんはいつも、研究はとても速く進んでいると言っていたけど、ヒトの寿命からすれば、それほど速く進んでいないんです！」

実際、アミロイドを標的とした臨床試験は、薬が安全でないことが証明されたためか、あるいは単に効果がなかったために、次々と失敗している。このため、ハーディは、ドイツの精神科医アルツハイマーが認知症の初めての症例に関する講演をしてから100周年を記念して行った、アルツハイマー病研究のレビューの中で、次のように結論づけた。「もし、アウグステ・D〔アルツハイマー医師は、カルテにアウグステ・Dと記していたことによる〕が今日生きていたとしても、彼女の悲しい予後は、1906年とほとんど同じであろう」

しかし、このコメントは、敗北というよりも、アウグステ・データーが精神科医の好奇心を刺激して以来、アルツハイマー病についてあらゆることが解明されたにもかかわらず、アルツハイマー病は難問であり続けているという強いフラストレーションを示しているのである。いくつかの大きな疑問がまだ解決されていない。例えば、脳の縮小に伴って神経細胞はどのように死んでいくのか？　原因はタウのタングルなのか、アミロイドプラークなのか、それとも別のものなのか？　この問題は、今日でも対立する「タウ派」と「BAPT派

（「Beta-Amyloid Protein Theory：ベーター アミロイドタンパク質説」の支持者）」の間で熱い議論が交わされている。というのも、薬剤の標的として最も重要なのはどれかという点で、まさに諸説紛々の聖戦のような様相を呈しているからだ。

もう1つの大きな疑問は、ＡＰＰ遺伝子の産物であるアミロイド前駆体タンパク質が、変異していない時にはどのような働きをするのかということである。ハーディは、申し訳なさそうに笑いながら言う。「そうですね、私たちにはわかりません。シナプス接合に関係するものだとはわかっていますが、正直言って厄介です。この遺伝子を知ってから30年になりますが、このタンパク質が何をするのか、はっきりしたことはわかっていないんです」

第三の大きな疑問は、生前は認知症の兆候を見せなかった人が、死後に脳がアミロイドで詰まっていることが判明するのはなぜかということである。有名な例は、１９８６年に始まった米国のローマ・カトリック教会のシスターたちの長期的な研究プログラムの参加者である、シスター・メアリーである。「修道女研究（The Nun Study）」と呼ばれるこの研究は、ミネソタ大学のデビッド・スノードンによって立ち上げられたもので、アルツハイマー病の発症と進行を長期にわたって観察することを目的としていた。スノードンと彼の仲間の研究者たちは、ライフスタイルを共有する比較的均質なグループを研究することで、研究結果を混乱させるかもしれない変数を制御できると信じて、１つの修道会の６７８人のシスターに研究への協力を得たのである。１９９３年に１０１歳で亡くなったシスター・メアリーは、認知機能テストでは高得点を上げていたが、死後の脳の検視ではたくさんのプラークとタングルが見られたとスノードンは報告している。

この最後の問題は、アミロイド仮説に対する大きな難題の1つであり、常に批判者たちから指摘されているが、すぐに答えられるものではない。「謙虚になりますね」とロッサーは言う。「すべてが単純ではないことを思い知らされます。生物学や医学の世界では、一対一の関係がうまくいくことはめったにないのです」。喫煙と肺癌、高コレステロールと心臓病、肥満と糖尿病など、これらの多くは確率的なものであり、私たちは皆、それらに関連する行動や性質があってもその病気にならない人々を知っているが、彼らは関連性を反証しているわけではない。「他にもいろいろなことが関係しているので一対一の関係は期待できませんが、全体的に見ると結局、その関係があると言えます」。シスター・メアリーや彼女のような多くの人々の物語は考えるきっかけを与えてくれるが、「もし、APP遺伝子に突然変異があれば、私たちがアルツハイマー病と呼ぶことにしているあらゆる種類の変化が起こってしまう」という事実から逃れることはできないとロッサーは言う。

これらの重要な疑問は、アルツハイマー病に関する私たちの理解の多くが、遺伝的危険因子と結果の関係が極めて直接的である家族性疾患の研究から得られていることを思い起こさせる。しかし、家族性アルツハイマー病は全体の2~3%に過ぎない。圧倒的多数の患者は、「孤発性」疾患に苦しんでいる。つまり、遺伝的な要因だけでなく、偶然性や時間、ライフスタイルの問題なども関連し、予測しにくい疾患なのである。では、アルツハイマー病の中でも最も広がっている型であるこの孤発性のアルツハイマー病については、どのようなことがわかっているのだろうか?

第18章

アルツハイマー病
——アミロイドへの挑戦

米国にあるデューク大学の破天荒な神経学者アレン・ローゼスは、2016年にギリシャで開催された医学会議に向かう途中、ケネディ国際空港で心臓発作により命を落とした。73歳だった彼には、過去23年間、アミロイド・カスケード仮説は悩みの種だった。

ローゼスは1943年、ホロコーストを逃れたポーランドからのユダヤ人移民の息子として、ニュージャージー州パターソンに生まれた。文房具店を営んでいた父モリスは、アレンが13歳の時に亡くなり、10代の彼は家族を養うために、マフィアとつながりのある怪しいノミ屋で賭けをするなどの変わった仕事を引き受けた。よく「喧嘩っ早い」と言われたが、同僚や家族、友人からは「議論が好きで、ユーモアのセンスがあり、楽しい人だった」とも言われている。医学雑誌ランセットの追悼記事で、ジョン・ハーディは、「アレンは伝説的な人物で、常識と反対の立場をとることを最大の喜びとしていた。通例、彼の方が間違っていたのだが、彼の執拗なアプローチは、時には大きな発見で報われることもあった」と述べている。

こうした大きな発見の中でも最も重要なものは、1993年に発見されたAPOEe4（アポリポタンパク質Eのうち、タイプE4をコードする遺伝子の意味）と呼ばれる、孤発性（遅発性）アルツハイマー病の中核をなす遺伝子の発見であった。1991年、デューク大学ローゼス研究室のアルツハイマー病研究者ウォーレン・ストリットマッターは、脳が浸かっている髄液を調べて、頑固なプラークの成分であるベータ-アミロイドと結合できるタンパク質を探していた。試験管の中でプラークタンパク質と極めて強い結合を形成するタンパク質を見つけた時、彼は興味をそそられ、研究室の長にその発見を報告した。「稲妻のような出来事でした」と、ローゼスは何年も経ってから振り返った。APOEタンパク質の遺伝子は19番染色体上にあり、この染色体は孤発性アルツハイマー病患者の家族間の遺伝子連鎖研究において重要であることが、彼の研究チームによってすでに確認されていたのだ。

しかし、ローゼスは、研究室のポスドクたちが有望なアミロイドの研究に忙しく、この遺伝子をさらに研究することが不可能であることに気がついた。そこで彼は、妻のアン・サンダースと、もし彼女が実験をしてくれるのであれば、自分が赤ん坊の世話をするということで交渉をした。彼女は、APOEの研究にまさに必要なスキルをもつ遺伝学者だったが、第一子を出産して産休に入っていたのである。サンダースは、3週間以内に、孤発性アルツハイマー病におけるAPOEe4の役割を強く支持するデータを手に入れた。現在では、全患者の半数以上で、APOEe4がアルツハイマー病の最大の遺伝的危険因子であることが知られている。このため、ハーディは近年、ストリットマッターとローゼスの発見を「ヒトゲノムのリスクアレル（遺伝子変異）〔ある疾患に罹患するリスクの高い対立遺伝子〕の中で最も重要であることは明らか」と認めている。

APOEは、コレステロールやその他の脂肪を包み込み、体内の必要な場所に分配する役割をもつタンパク質で、ヒトには3種類の遺伝子型がある。e2、e3、e4と番号付けされたこれらの遺伝子型は、効率性も異なり、細胞膜の大部分が脂肪で構成されている脳への影響も異なる。この影響は、APOE遺伝子の2つの対立遺伝子（またはコピー）をどのような組み合わせで受け継ぐか（父と母からそれぞれ1つずつ）によって異なってくる。APOEe2は、認知症予防に効果があるようである。しかし、APOEe4のコピーと他のAPOEのコピーを1つずつ組み合わせて受け継いだ場合、アルツハイマー病の発症リスクは通常の2~3倍になり、両方のコピーがAPOEe4であれば、リスクはおよそ12倍となる。また、e4のコピーを2つもつ人は、他の多型の人よりも早く認知症を発症し、60代後半に発症することが多い。3つの多型のうち、e3はもっている人の割合が圧倒的に高く、危険なe4よりもおよそ5倍以上、保護的な多型であるe2よりも10倍以上である。

　このようなリスクに関する統計はよく目にする。しかし、もう少し掘り下げると性別や人種が影響しているようで、全体像はもっと複雑になってくる。例えば、2014年、カリフォルニア州にあるスタンフォード大学の科学者グループは、1990年代半ばに発表されたAPOEe4の影響に性差があることを示唆する古い論文に興味をもち、その後の研究者がほとんど見落としていたことから自分たちで調査することにした。認知症の兆候のない健康な女性において、APOEe4遺伝子をもつ人ともたない人では、脳の機能的結合（あるいは「配線」）に顕著な違いがあることが明らかになった時には、脳画像はこれがおそらく現実の現象であることをすでに証明していたのだ。男性では、2つのグループのスキャン画像にほとんど差がなかった。

　スタンフォード大学の神経学者マイケル・グレイシャスが率いる研究者たちは、全米の認知症センターが2013年までの7年間、毎年認知機能テストを行い、患者を追跡調査した膨大なデータを調査した。スタンフォード大学の分析に選ばれた60歳以上の約8000人の被験者のうち、約3分の1は研究開始時に「軽度認知障害（mild cognitive impairment：MCI）」と評価されており、3分の2は症状がなかった。研究者らは、健康なグループのうち、APOEe4のコピーをもっている女性は、危険な遺伝子をもっていない女性に比べて、7年間の研究の終了時までに症状を発症する可能性がほぼ2倍であったが、男性ではほとんど差がないようであることを発見した。しかし、MCIと診断されて研究を開始した参加者全員に関して、危険な（APOEe4）遺伝子のコピーをもつことが、女性も男性も同様にアルツハイマー病の発症リスクを高めることがわかった。興味深いことに、精神的な衰えの症状を発症するリスクが最も低かったのは、APOEe4遺伝子をもたない健康な女性であった。つまり、APOEの状態とはまったく関係のない認知症を発症した男性の割合が高かったのである。

人種に関しては、白人でリスクを増加させるAPOE遺伝子のすべての組み合わせについて、アフリカ系米国人やヒスパニック系では影響が弱く、日系人の間で最も影響が強いことが示唆されている。例えば、e4のコピーを2つもつ日系人の場合、アルツハイマー病の発症リスクは、同じ2つの危険なコピーをもつ白人の2倍以上となる。興味深いことに、ナイジェリアでのいくつかの研究では、APOEe4遺伝子をもつ人（このコピーを2つもつ人であっても）のアルツハイマー病を発症するリスクは、他の人よりも高くはないことがわかった。なぜだろうか？　この難問については、また後ほど触れることにしよう。

彼の研究室が危険な遺伝子を発見した時から、ローゼスはアルツハイマー病のアミロイド仮説に異議を唱えた。プラークは神経細胞の死の結果として生じるもので、原因ではないと主張したのである。彼は、学生への講義や公開講座で、死体の位置を示す墓石のある墓地を例えに出すのが好きだった。墓石がその下に埋葬されている人を殺した原因だとは誰も思わないと、彼は指摘する。同じように、プラークは「アルツハイマー病の診断に必要な絶対的な指標である。しかし、それがアルツハイマー病の原因であることを意味するものではない」と。

ローゼスは当初、アルツハイマー病の原因について明確な代替仮説をもっていなかった。アミロイドに対する彼の異議申し立ては、彼のAPOEe4発見に対する受け止め方に影響したかもしれない。カリフォルニア州のバック研究所でアルツハイマー病の研究をしているラム・ラオを訪ねると、「アレン・ローゼスが、遺伝子が主な原因だと言った時、誰も注目しなかった。なぜなら、認知症に関する当時の見解に合わなかったからだ」と述べた。「色気がない（この言葉を使って申し訳ない）！　当時はAPOEe4について何か書いても、助成金はもらえませんでしたよ。学会に出ても、アミロイド－ベータタンパク質やタウの話をしないと無視されるし。誰も聞こうとしませんでした……」

ローゼスは、研究費を得るための努力をことごとく阻まれ、結局、私財を投げ打って、約50万ドルを研究につぎ込んだと言われている。１９９７年、幻滅したローゼスは学界を去り、現在のグラクソ・スミスクライン社でAPOEの研究を続けることになった。10年後、彼はデューク大学に戻り、新薬の候補を探す創薬プログラムを運営することになった。

これまで述べてきたように、脂肪を体内のあちこちに運搬するのが基本的な仕事であるAPOEが、一体どのように機能し、アルツハイマー病への感受性にどのような影響を及ぼすのかについては、まだ解明されていないことが多くある。しかし、ストリットマッターが試験管内で最初に観察して以来、アミロイドとの関係の詳細が明らかになりつつある。APOEタンパク質は、神経細胞間のアミロイドの運命（アミロイドが粘着性の繊維として凝集しプラークを形成するタイプに変化するのか、それとも脳内の日常の清掃活動の一環として除去されるのか）に大きな影響を及ぼしており、3種類のAPOEの型がそれぞれ異なる影響を与えるようである。要約すると、e4はベータ－アミロイドの蓄積を促進し、e2はその除去を促進し、e3はあまり影響を及ぼさないようである。APOEは、シナプス（信号を伝達する神経細胞間の隙間）の形成と維持や脳の炎症にも関与するなど、他の点でも全体に影響を及ぼしているようだ。

一説には、e4変異体は、ブドウ糖を代謝する細胞のバッテリーであるミトコンドリアの働きを阻害することによって神経細胞のエネルギーを枯渇させ、脳細胞の死を引き起こすのだと言われている。これが「ミトコンドリア機能不全」仮説である。つまり、ストレスがかかると、脳細胞はAPOEタンパク質を産生し、危険な変異体のみが断片に分解して核に入り込む習性があり、ミトコンドリアというバッテリーにダメージを与える。カリフォルニア州にあるバック研究所でラム・ラオが行った研究によれば、APOEe4が核（DNAが格納され、通常であればAPOEが入るべきでない場所）に入り込む能力が、タウのタングルの形成の鍵にもなっているとのことである。

「アルツハイマー病でタウに起こることの1つは、リン酸化と呼ばれる変化を起こすことです」とラオは言う。これは、タウがリン酸の小さな分子でタグ付けされ、その挙動が変化することを意味する。「そして、リン酸化の密度が高ければ高いほど（私たちはこれを過剰リン酸化と呼んでいます）、その影響は大きくなります」。このような状況下では、脳の輸送ネットワークである微小管の「線路」を支えているタウが弱まり、線路が崩壊する。

通常、タウに付加されたリン酸分子は、酵素によって定期的に除去されるとラオは言う。「しかし、APOEe4は、リン酸を除去する酵素に実際に直接作用し、そのため酵素はもはや機能せず、異常な状態となることを、現在私たちは示しているのです。そして、そのためにタウが蓄積し、その蓄積のために微小管がばらばらになってしまうのです」。ラオの研究によれば、核に侵入したAPOEe4はDNAに付着し、タウ以外にもアルツハイマー病に関与する多数の遺伝子のオン・オフスイッチを制御する。これらの遺伝子には、エストロゲンという女性ホルモンのレベルを調節する遺伝子も含まれており、女性が認知症に対して特別に脆弱であることを説明するものである可能性があると彼は言う。

しかし、試験管や遺伝子操作したマウスモデル、ヒト試料を用いて膨大な努力と多くの工夫を凝らしているにもかかわらず、何も明らかになっておらず、どのメカニズムが最も重要なのか、まだ誰もわかっていないのである。また、ＡＰＯＥｅ４がアルツハイマー病の発症に寄与するのが、ＡＰＯＥが本来すべきことを**しない**ためなのか、それともラオや他の研究者が示唆するように、してはならないことを積極的にするためなのかについても、見解が一致しないままである。（ＡＰＯＥｅ４が細胞の動力源〔ミトコンドリア〕に侵入するという考え方は、一部のアルツハイマー病研究者からは否定されている。私がこの問題を取り上げた時、ある研究者は「そんなのとんでもない話だ。正直言って、あそこ（カリフォルニア）では、ちょっとその考え方に毒され過ぎだと思うよ！」と嘲笑した。）

　この議論は屁理屈に聞こえるかもしれないが、そうではない。ＡＰＯＥｅ４の役割が能動的なのか受動的なのか、この問題に決着をつけることは、有効な薬剤を探す上で非常に重要なことなのである。それだけに、この議論は熱を帯びている。

　２００９年、デューク大学に戻ったローゼスの研究チームは、19番染色体上のＡＰＯＥにすぐ隣接するＴＯＭＭ40という別の遺伝子を発見した。彼らは、この遺伝子は、ＡＰＯＥと協力したり時には単独で、アルツハイマー病に関与していると主張した。この遺伝子からは、ミトコンドリアの外膜に、細胞のバッテリーとしての働きに不可欠なあらゆる種類の分子を通過させるためのチャネルを作る役割をもつタンパク質が作られる。TOMM40のある種のタイプは、このタンパク質をうまく作れず、ミトコンドリアがエネルギーを産生するのを阻害するようで、アルツハイマー病のミトコンドリア機能不全仮説に一定の裏付けを与えている。

ローゼスの研究室は、さらに、TOMM40遺伝子のあるタイプは、APOEe3（そう、まさに、普通はアルツハイマー病に対して無視し得るリスクだと考えられているAPOEの型である）との相互作用を通じて、アルツハイマー病の発症年齢に影響を及ぼすことも明らかにした。しかし、この発見には賛否両論がある。アリソン・ゴーテ（前章でジェニングス一家のAPP遺伝子を発見した人物）の研究室を含む他のいくつかの研究室は、ローゼスの結果を再現することができず、TOMM40の重要性についても納得がいかないようである。

しかしながら、2017年末、南カリフォルニア大学（USC）と英国のマンチェスター大学の共同プロジェクトに取り組む科学者たちが、TOMM40の一部の型だけでも高齢者の記憶障害の危険因子となり得る証拠を発見した。「**アルツハイマー病遺伝子は、リーダーなのか、それとも相棒なのか？**」という、南カリフォルニア大学が発表したプレスリリースは、TOMM40に関してまだ複雑な思いがあることを考えると、挑発的な意図もあったのかもしれない。

記憶に関連する遺伝子を調べるため、研究チームは、２０１２年までの20年間に２つの長期研究プロジェクト（米国のHealth and Retirement Studyおよび英国のthe English Longitudinal Study of Ageing）で収集された豊富なデータを活用した。両研究の参加者は、定期的なデータ収集の一環として、２年ごとに記憶力の即時再生と遅延再生を評価する口頭テストを受けており、遺伝子構造も記録されていた。南カリフォルニア大学とマンチェスター大学の研究チームは、年齢、性別、人種（研究結果全体における人種の偏りを最小限にするため、主にヨーロッパの血を引く人々を選んだ）の基準を満たす候補者を豊富なデータから選び出し、記録開始時に50歳以上だった合計約１万４５００人を対象とした。科学者たちは、参加者の記憶力テストの結果を、ヒトゲノム全体から抽出した１２０万個の遺伝子型と照らし合わせた。

ＡＰＯＥｅ４は、単独でもＴＯＭＭ40との併用でも有意な結果を示したが、この膨大なデータの中から記憶への影響について最も強く際立っていた遺伝子はＴＯＭＭ40であった。「私たちの発見は、ＴＯＭＭ40が、特に60歳以降の言語学習の低下に大きな役割を果たすことを示している。さらに、私たちの分析では、60歳以前の遅延再生のレベルと60歳以降の即時再生の低下の両方に、ＡＰＯＥｅ４の影響を超えたＴＯＭＭ40の独自の影響があることが示された」と科学者たちは報告書に書いている。

この研究プログラムに参加した70人の科学者のうちの１人である南カリフォルニア大学の

キャロル・プレスコットは、「この研究の結果は、記憶力低下の原因がこれまで考えていたよりもさらに複雑であることを示す証拠です。そして、他の研究でＡＰＯＥｅ４に起因するとされてきた所見が、ＴＯＭＭ40あるいはＴＯＭＭ40とＡＰＯＥｅ４の組み合わせに起因する可能性がどれだけあるかという疑問を提起しています」

その答えが何であれ、ＡＰＯＥとＴＯＭＭ40は、認知症になりやすいかどうかに影響することが判明した多くの遺伝子（技術の進歩により遺伝子探索が容易となり、アルツハイマー病だけでも25〜30種類ある）のうちの２つに過ぎない。今日では、何百もの個人のゲノムを配列決定して比較することで、数か月のうちに結果を出すことができるようになった。ロンドンにあるハーディの研究室は、認知症の原因となる遺伝子の「全容」を解明しようとする、世界各地にある研究室の１つである。ハーディと彼の仲間の遺伝学者が問題となる遺伝子を特定する一方で、他の研究者はその遺伝子が何をするのかを調べている。彼らは、個々の脳細胞からショウジョウバエ、そしてごく最近では、皮膚細胞を再プログラムして作った小さな脳組織まで、さまざまなモデルを用いている。

孤発性アルツハイマー病の危険因子としてこれまでに同定された遺伝子のほとんどは、「ハウスキーピング」遺伝子〔細胞の生存に不可欠な遺伝子〕であるとハーディは言う。「これらの遺伝子は、ミクログリアの活性化に関与しています。ミクログリアは脳の中の小さな細胞で、基本的にすべてのゴミや傷ついた神経細胞を除去します。突然変異の中にはこの遺伝子の機能を阻害するものがあり、そのような変異型をもつ人は損傷をうまく除去できないのです」

しかし、これらの感受性遺伝子は、個人にとってどれほどのリスクなのだろうか？　もし、自分のゲノムの塩基配列を調べて、そのうちの1つあるいはいくつかをもっていることがわかったら、どの程度心配したらよいのだろうか？　ハーディによれば、それぞれの遺伝子はほんのわずかな影響しか及ぼさないという。優性遺伝のＡＰＯＥｅ４でさえ、家族性アルツハイマー病に関係する3つの遺伝子と比較すると、その影響は小さい。つまり、「ＡＰＯＥｅ４対立遺伝子を1つでももっていれば、そのリスクは3倍になります。一方、アミロイドの突然変異があれば、病気になります」と彼は言った。「しかし、実際には、人口の15％がｅ４対立遺伝子をもっているので、ＡＰＯＥの状態によってアルツハイマー病になる人は、他の何よりも多いのです。これらのＡＰＰ突然変異は、皆無に等しいくらい非常に珍しいのです」

米国のさまざまな大学の科学者たちは、スウェーデンの同僚たちと協力して、孤発性アルツハイマー病の遺伝的リスクをより正確に定量化することに興味をもった。南カリフォルニア大学の心理学教授マーガレット・ガッツを中心に、遺伝的影響と他の変動要因とを区別するための古典的な手法である双生児研究を実施した。この研究は、ＤＮＡがまったく同じ一卵性双生児と、ＤＮＡが50％同じ非一卵性双生児を比較し、双子のうちのどちらかが発症した場合に、両者が発症する可能性がどの程度高いのか、あるいは可能性が低いのかを調べるものである。

アルツハイマー病の研究のために、科学者たちは、スウェーデン双生児登録に目を向けた。その長年にわたって収集された膨大なデータベースには、双生児の間で共有されているか否かを問わず、環境の影響に関する詳細な情報も含まれている。これにより、65歳以上の約１万２０００組の双生児のペアのサンプルが得られ、２００６年に彼らの調査結果が報告された。つまり、参加者のアルツハイマー病のリスクの58％から79％は遺伝子が占めており、その影響は男性にも女性にも等しく強かったのである。また、認知症の発症年齢にも遺伝子が影響しているようで、アルツハイマー病を発症した双生児は、２人とも同じ年頃に発症する傾向があることもわかった。

しかしながら、このスウェーデンの双生児研究は、アルツハイマー病の遺伝率に関する最終報告ではない。他のいくつかの研究では、遺伝の影響はそれほど強くないことがわかっている。しかし、真の数値がどうであれ、メッセージは明らかだ。まれな状況を除いて、遺伝子は私たちの運命**ではない**のだ。では、この病気の他の危険因子は何なのだろうか？

第19章

It's the environment, stupid

それは環境なのだ、愚か者よ

米国にある南カリフォルニア大学（ＵＳＣ）の神経科学教授カレブ・フィンチは言う。「私自身の感覚では、まあ、アルツハイマー病の半分くらいは環境要因によるのではないかと考えています」。通称「タック」・フィンチと呼ばれる彼は、老化の神経生物学の大御所で、まさにパイオニアである。彼がこの分野に足を踏み入れた１９６５年当時は、まだこの分野と呼べるものはなかったと、彼が人生の大半を過ごした大学のキャンパスで昼食をともにしながら話してくれた。

１９５９年、イェール大学の学部生だったフィンチは、将来が楽しみな新しい分野として発生生物学への進学を考えていた。彼の指導教授の１人であるカール・ウーズ（微生物学者で、古細菌と呼ばれる微生物群が第三の「分類」に分かれることを発見し、生物の系統樹に関する私たちの理解を一変させることになった人物）は、人生のもう1つの末端にはもっと大きな課題が待ち受けているかもしれないと提案した。「本当に新しい分野を始めたいのなら、老化を考えたらどうかと言われました」とフィンチは振り返る。

「大学院では、老化についての博士論文を書くことになったのですが、その中で脳が主要な役割を担っていると判断しました。1965年にこの研究の枠組みを自分自身に示し、これをライフワークにしようと決めた時、私は1人の専門家として歩み始めました」。以前、レナード・ヘイフリックの細胞分裂の有限性という画期的な発見に冷や水を浴びせたことがあった高名なウイルス学者ペイトン・ラウスによる否定的な発言でさえも、彼の決意を揺るがすことはなかった。フィンチが、老化した脳に関する彼の博士課程での研究について一般講演をした時、ラウスから時間の無駄だと言われたのを覚えている。結局、老化には血管疾患や癌が付きものであることを、皆すでに知っていたからである。

現在70代後半のフィンチは、長身でほっそりしており、やや前かがみで、禿げ上がり、灰色の髭をたくわえ、活発で好奇心旺盛な人物である。サイエンス誌の取材に応じた元大学院生の1人は、「彼は神のように見えます。先週米国のアパラチア山脈から下りてきたような感じです」と述べた。フィンチは、余暇にはバイオリン奏者であり、1963年に友人の発生生物学者エリック・デビッドソンと結成したアイアン・マウンテン・ストリング・バンドのメンバーだったこともあるから、この最後の言葉は適切であろう。小学校でトランペットを習い、22歳でアパラチアの伝統的なバイオリン演奏を独学で始めた。

2人の科学者が出会う前、ニューヨークの大学院にいたデビッドソンは、ノースカロライナと南西バージニアで、スミソニアン議会図書館のために伝統音楽の収集を行っていた。その後、フィンチも加わり、年に2回、1週間ほどフィールドに出て、重くて古いオープンリール式〔開放式のリールに巻いた磁気テープ〕の録音機で曲を収集した。「町に行ったり、床屋や金物屋に行ったりして、『この辺で、昔のバイオリン弾きやバンジョー弾きはいませんか』と言うんですよ。そして、その人たちの家を訪ね、セットアップして録音しました」とフィンチは振り返る。「それが、私たちがバンドのモデルとした音楽でした。つまり、ブルーグラス〔カントリー音楽の一種〕以前の伝統的な南部アパラチアの弦楽器バンド音楽でした」。旅先で出会った人たちの中で、彼らの本業を知る人はほとんどいなかったと、キャンパス内のカフェでハンバーガーとチップスをつまみながら、巨大でこぶだらけの古いモートン湾イチジク〔イチジクの木の一種〕の木陰で回想するフィンチは、こう笑った。

科学者としてのフィンチは、自分のテーマに対して非常に広い視野でアプローチしている。「私がやっているのは、生物医学的老年学の研究仲間や同僚がほとんど注目していないもの、つまり私の考えでは、ヒトにとっては遺伝的変異よりもはるかに重要な、老化の環境的側面の展望を描き出すことです」と彼は説明した。環境の影響はほとんど無視されてきたと彼は考えている。「それは、研究するのが難しいからです。生化学や分子生物学の古典的な還元主義からは生まれない、まったく異なる前提や考え方が必要なのです。それは、一連の問題に対する見事な戦略ですが、私の考えでは、フロンティアはここにあるのです」

フィンチ自身の科学トレーニングは、一般的なものとは大きく異なるものであった。イェール大学の学部生だった彼は、新設された生物物理学科で実験助手の職を得た。「そこには生物学の世界に飛び込んできた優秀な物理学者たちがいて、誰も疑問に思っていなかったことを質問していた。それが私の出発点でした。私は初期のすばらしい指導者に恵まれ、悩ましい疑問も臆することなく質問するよう教育されました」と彼は言う。「彼らの態度は『誰もやったことがないことだからといって心配するな。それはやる価値がないということを意味しているわけではない……そんな論文は放っておけ……生命系で何が起こっているのか、物理系と何が違うのか、もっと広く見てみようじゃないか』というものでした。それが私のトレーニングでした」

フィンチは、過去200年の間に寿命がのびたことにより、加齢性疾患がどのように変化したかに関心を寄せている。特に、産業革命以前には比較的まれであった加齢性疾患が、現代の環境下で悪化していないかどうかを調べている。人類学者と生物医学者の学際的なグループと協力して、南米ボリビアのアマゾン川流域に暮らすチマネ族の人々を調べてきた。彼らは、つい最近まで狩猟、採集、漁労、農耕などの生活をしており、現代医学やその他の快適な環境とは無縁の生活を送っていた。「彼らは、非常に高い炎症負荷がかかった状態です。皆、寄生虫をもっています。結核も患っていますし、過酷な労働の中で頻繁に病気になっています」とフィンチは言う。「多くの病気は炎症によって引き起こされるので、心臓発作の発生率が高いだろうと予想されますが、そうではないのです」

チマネ健康・生活史プロジェクト（Tsimane Health and Life History Project）と呼ばれるこの長期的な研究計画では、心臓専門医が何百人ものチマネ族の参加者を対象にCTスキャンと心電図測定を行った。「その結果、80歳のチマネ族男性の血管年齢は、50代半ばの米国人の血管年齢に匹敵するほどで、加齢による動脈硬化の速度は現代人に比べて非常に緩やかであることがわかりました。私たちは彼らの脳も撮影しましたが、加齢に伴う灰白質の減少速度が、北米やヨーロッパの人々より少なくとも50％は遅いのです」とフィンチは言う。

アマゾン川流域の人々の認知機能についても、長年にわたって膨大なデータが蓄積されており、遺伝子と環境の相互作用について非常に興味深い知見が得られつつある。チマネ族の間では、ＡＰＯＥｅ４（これまで見てきたように、先進国で最も高い単一のアルツハイマー病の危険因子とされている）は、寄生虫感染しやすい環境に生活している人々の脳を保護するようである。しかも、この効果はかなり早い時期にあらわれるようだ。ＡＰＯＥｅ４遺伝子をもつチマネ族の子どもたちは、もたない子どもたちに比べて概して活発である。これは、メキシコシティやブラジルの貧しい地域に住む、特に感染症にかかりやすい子どもたちを対象とした他の研究結果でも同様である。そこでも、e4遺伝子の変異をもっている子どもたちは、認知能力が高いようである。

しかし、寄生虫と遺伝子のバランス、そして脳への影響は複雑である。制御不能な寄生虫の感染は、それ自体が脳にダメージを与えるため、チマネ族の中でもAPOEのe4遺伝子型をもっていない人は、年齢を問わず脆弱である。また、寄生虫感染を回避することができ、かつAPOEe4遺伝子をもつまれな人々では、この遺伝子が現代社会の傾向と同じように作用し、精神的衰退のリスクを増大させる。フィンチによれば、これらの発見は、なぜこれほど悪い知らせとされる遺伝子型が、自然淘汰されずにヒト集団の中にとどまっているのかについて、もっともらしい説明を与えるものである。つまり、それは、産業革命以前の何千年もの間、私たちと同様に体に侵入してくるたくさんの生物と密に接しながら生きてきた人々にとっては、その遺伝子型は有益な役割を果たすものであったのである。また、先に述べたAPOEe4の効果における人種差の手がかりとなるかもしれない。

バック研究所でAPOEを研究している神経科学者のラム・ラオは、原始人の起源に立ち返って、有害なe4遺伝子型がなぜ人類に残ってきたかについて、フィンチの解釈を支持している。「これはすばらしい話です」と彼は熱っぽく語る。「APOEは、炎症を引き起こします。そして、原始人はいつも食べ物を探していました。彼は、靴も靴下もスリッパももっていませんでした。原始人は裸足で歩き、木に登り、家族に持ち帰ることができるよい獲物を狩るために何キロも歩かなければなりませんでした。その過程で感染症にかかり、切り傷や擦り傷を作って出血し、さらに狩りができなければ、長い間食べ物なしで生き延びなければなりませんでした。そのために彼に必要とされたことは、活動的になることでした。APOEは、彼を活動的にしてくれたのです。つまり、APOEはいい奴なのです……けがからくる感染症が体内で広がるのを防いでくれたんです」

「今や、同じ原始人が医学的な介入を受け、45～50歳を超えて生き、靴やズボンやシャツを着るようになり、体によくないあらゆる種類の食品を食べるようになり、そしてAPOEe4は文明にさらされた身体の反応システムに組み込まれ、何をすべきかわからずに混乱しています。そして、ジキルとハイドの例で言うと、ハイド型があらわれ始めているのです。同じAPOEe4が、今度は炎症を誘発させます。炎症は最初のうちはよいものでした。しかし年をとると、今度はこの炎症がよくないものになるのです」

しかし、アマゾン川流域の人々の脳の奥深くの細胞レベルでは、遺伝子と寄生虫の間で何が起こっているのだろうか？　研究者たちは、ジャングルの遠征から持ち帰った豊富なデータをもとに、APOEe4がチマネ族を保護するメカニズムとして、寄生虫を中和して排除する、あるいは脳内のコレステロールの代謝を変化させて寄生虫感染の影響を軽減するという2つの説を導き出した。しかし、この理論はまだ始まったばかりである。この理論を実証、反駁し、メカニズムを詳細に解明するためには膨大な作業が待ち構えている。

産業革命以前の生活をしている人々を対象とした研究プロジェクトは、脳の老化に環境がどのような役割を果たしているかについて、興味深い証拠を提示している。しかし、寄生虫や病原菌から何重にも守られている現代社会ではどうだろうか？　この場合、環境上の脅威とはどのようなものなのだろうか？　フィンチによれば、潜在的な環境要因のリストは膨大であるが、現在、彼が最も注目しているのは大気汚染である。ここでは、２・５ミクロン（ヒトの髪の毛の太さの30分の1の大きさ）以下の超微粒子について説明する。ＰＭ２・５（particulate matter 2.5）として知られるこの物質は、化石燃料の燃焼によって発生し、主に発電所と自動車の排気管から排出され、硫酸塩、硝酸塩、炭化水素や、鉛、ニッケル、水銀などの重金属など、有害物質の一群から構成されている。大気汚染が脳にダメージを与えるという証拠は以前から蓄積されており、ますます説得力を増している。

２０００年代初頭、世界保健機関（ＷＨＯ）が地球上で最もスモッグに覆われた場所の1つと認定しているメキシコシティの研究者は、大気汚染がヒトにもたらしている影響を知るために、飼い主と環境を共有している犬に対する汚れた空気の影響を調査し始めた。チームリーダーのリリアン・カルデロン－ガルキドゥエニャス博士によると、調査対象地域に住む人々は、睡眠パターンや吠え方の変化など、地元の犬の異常行動の兆候を報告したという。飼い主の中には、飼い犬が自分〔飼い主〕のことを認識していないように見えることがあると話す人もいた。研究者たちが積極的に調査していた犬の脳を検視して調べたところ、ベータアミロイドの蓄積、プラーク、神経細胞死などを含むヒトのアルツハイマー病を思わせる病理学的所見が見られた。2003年に*Toxicologic Pathology*誌に発表された報告書の結語に、彼らはこう書いている。「これらの犬の所見は、大都市圏に住むヒトや、山火事や災害、戦争などによって大量のPM（粒子状物質）にさらされたヒトにおいても、同様の病態が加速度的に発生している可能性を懸念させるのに十分な臨床的意義を有している。アルツハイマー病などの神経変性疾患は、大気汚染物質への曝露と関係があるかもしれない」

高齢者の精神的な衰えと微粒子汚染物質への曝露との関連は、米国や他の地域で近年行われた多くの研究でも指摘されている。フィンチと彼の同僚たちは、集まってきた状況証拠を突き詰めて因果関係を明らかにしようと、ヒトの疫学研究とマウスや細胞培養を使った研究室での実験を組み合わせたプロジェクトに取り組んできた。大気中のPM2・5濃度が高い場所に住む高齢者は認知症のリスクが高いのか、APOEe4遺伝子をもつ人はこれらの汚染物質の影響を受けやすいのか、さらにはAPOE遺伝子の変異型をもつように遺伝子操作したマウスを使って、研究室で制御された条件下でヒトで得られた知見が再現できるのか、という3つの大きな疑問に対する答えを求めていたのである。もしそうなら、「ヒトの脳で起こっていることの根底にある可能性のあるメカニズムに光を当てることができるだろう」と彼らは考えている。

プロジェクトにおけるヒト研究側として、フィンチと南カリフォルニア大学の同僚で疫学者のジウ－チュアン・チェンは、ノースカロライナ州ウェイクフォレスト大学医学部の研究者が運営する女性健康イニシアチブ記憶研究（Women's Health Initiative Memory Study：WHIMS）と協力した。WHIMSのデータベースから、1990年代後半から追跡調査を受けている65歳から79歳の女性で、精神障害の兆候のない3647人のサンプルを選び出した。この女性たちは、全米各地から集まった。WHIMSは、参加者全員の身体的特徴、既往歴、ライフスタイル、行動に関する詳細な情報だけでなく遺伝子プロファイルももっており、重要な点としてAPOEの状態が明らかにされていた。南カリフォルニア大学の研究チームは、この豊富な情報リソースと米国環境保護庁から収集した大気質データを用いて数理モデルを構築し、2010年までの10年間における、全米のさまざまな場所での毎日の屋外におけるPM2・5レベルを推定し、そこから研究に参加している女性たちにおける有害汚染物質への曝露レベルを推定した。

パズルのピースがすべてはまると、大気汚染レベルが国の安全基準を定常的に超える場所に住んでいる女性は、それほど汚染されていない環境に住んでいる女性よりも精神的な衰えの速度が速く、アルツハイマー病を含む認知症を発症する可能性が2倍近く高いことがわかったのである。しかも、ＡＰＯＥｅ４遺伝子をもつ人のリスクは、他の遺伝子の型をもつ人に比べて2～3倍も高かったのだ。「もし、この結果が一般の人々にも当てはまるなら、認知症の５人に１人は、大気中の微粒子汚染が原因となっているかもしれない」とフィンチは述べている。

研究室に戻ると、ヒトＡＰＯＥ遺伝子の型をもつマウスに、南カリフォルニア大学のキャンパスの前を通る交通量の多い高速道路から採取した超微細汚染物質ＰＭ２・５を、注意深く用量をコントロールして曝露した。彼らは、南カリフォルニア大学工学部のコンスタンチノス・シオウタスと協力して、排気ガスを捕捉して液体懸濁液に保存するための管とフィルターからなる高度な仕掛けを設計した。それによって、研究室でマウスに曝露するために再エアロゾル化することができる。「高速道路の近くにマウスの飼育ケージを置くより、ずっとましだろう」とフィンチは言った。

15週間にわたり、半数のマウスが1日平均5時間、週に3日、排気ガスにさらされた。残りの半分（対照群のマウス）には、きれいな空気を吸わせた。そして、すべてのマウスを解剖し、脳を調べて比較した。その結果、侵入してきた粒子と戦うために活性化した脳の免疫系のスカベンジャー細胞であるミクログリアによって、多くの炎症が起きていることがわかった。さらに、ミクログリアから放出されるＴＮＦ－アルファ（tumour necrosis factor：腫瘍壊死因子）と呼ばれる炎症性分子のレベルが高いこともわかった。このＴＮＦ－アルファは、アルツハイマー病患者の脳で一般的に上昇し、記憶障害と関連している。メキシコシティで行われたリリアン・カルデロン－ガルキドゥエニャスの犬の研究と同様に、フィンチの研究グループでも、曝露されたマウスの脳内にベータ－アミロイドが過剰に蓄積していることが確認された。分子レベルで何が起こっているかをより明確に分析するために、脳の免疫系の細胞を別々に培養皿で培養し、排気ガスにさらすことも行った。

「化石燃料によって発生した粒子が、肺を通して血液循環に乗るばかりでなく、鼻から脳へ直接到達することを、私たちは今では理解しています」と、フィンチは南カリフォルニア大学からのプレスリリースで述べている。「そして、これらは、アルツハイマー病のリスクを高める炎症反応を引き起こすという真の影響があり、実際にそのプロセス自体を加速するのです」。さらに、彼の研究室での遺伝子操作したマウスを使った研究から、「大気汚染にさらされると、脳のアミロイドレベルが上昇することを明確に示すことができます。しかも、ヒトのアルツハイマー病の危険因子であるＡＰＯＥｅ４をもつマウスでは、より大きく上昇します」と彼は続ける。

私たちの脳は、血液脳関門と呼ばれる、脳の血管の壁を密集して覆う半透過性の内皮細胞によって、血流中を循環する微生物やその他の有害物質から守られている。しかし、フィンチによれば、ＡＰＯＥｅ４をもつ患者ではこの関門が通常よりも透過しやすくなっており、そのため、呼吸によって吸い込まれた超微粒子が脳へ達しやすくなっているという。鼻から直接脳に入った微粒子は、特に記憶を定着させる海馬につながる、嗅覚を司る嗅神経に沿って移動する。

鼻腔からのびる嗅神経は、血液脳関門の唯一の自然な隙間である。なぜなら、香り、つまり環境からの手がかりを瞬時に拾い上げる能力は、種の存続に多かれ少なかれ不可欠だからである。犬はヒトよりずっと鋭い嗅覚をもっており、カルデロン・ガルキドゥエニャスのメキシコでの研究では、鼻から脳までの嗅覚系に広範な損傷があることを発見した。興味深いことに、最近、特定の匂いを感知できなくなることがアルツハイマー病の初期症状として確認されているが、その主なメカニズムは、嗅神経細胞を死滅させるベーター・アミロイドの凝集にあるようだ。

南カリフォルニア大学では、フィンチは、喫煙が大気汚染の状況にどのような影響を与えるかについても非常に興味をもっており、ここではその背景を説明するために少し回り道する価値がある。タバコは長い間、心血管疾患や癌のリスクと関連付けられてきた。しかし、2010年頃までは、喫煙が認知症のリスクを高めるという研究結果がある一方で、影響がない、あるいはむしろリスクを低下させるという研究結果もあり、認知症との関連性については激しい論争があった。そこで2010年、カリフォルニア大学サンフランシスコ校のジェニン・カタルドと同僚らが、1984年から2009年にかけて行われた43の独自の国際的な研究のデザイン、方法論、知見を系統的に分析し、この問題に決着をつけようとする論文を発表したのである。重要なのは、研究結果に潜在する利益相反を排除するために、意外にも発行元の雑誌社も見落としているように思われる、関係する科学者の資金提供や所属先にも目を配ったことである。しかしながら、タバコ産業が喫煙と癌の関連性を否定するために行ってきたことを見てきた者にとっては、カタルドと彼女の同僚たちがアルツハイマー病に関する証拠にビッグ・タバコ〔世界のタバコ業界で最大の企業〕の痕跡を見出したことは、驚くべきことではなかったのである。

タバコ産業がどのような研究を行い、どのような科学者を支援してきたかを明らかにするのは、大変な作業であった。それには、レガシー・タバコ・ドキュメント・ライブラリー（Legacy Tobacco Documents Library）に保管されていた大量の機密の内部文書をくまなく調べる作業も含まれていた。タバコ産業は、喫煙による個人的な損害や死亡に憤る顧客から訴訟を起こされた際、社内の機密文書を公開せざるを得なくなった。研究者たちは、メタ分析〔統合的な統計解析〕に含まれる43の研究のうち11がビッグ・タバコとつながりのある科学者によって行われ、そのうち3つだけが所属を明らかにしていたことを発見した。これら11の研究のどれもが、喫煙者のアルツハイマー病のリスク増加はないことを発見した。それどころか、そのうちの8つの研究は、喫煙が認知症のリスクを**減少させる**ことを発見したが、他の研究は有意な効果を示さなかった。しかしながら、カタルドとその研究グループは、タバコ産業が支援する研究のバイアスや研究デザインなどのいくつかの要因を調整した後、「喫煙は、アルツハイマー病に対して予防的ではない」と結論づけた。それどころか、入手可能なデータは、「喫煙はアルツハイマー病の重大かつ実質的な危険因子である」ことを示している。

では、喫煙者にとって、このデータは何を意味するのだろうか。これは当然、その人が1日に吸うタバコの本数、喫煙してきた期間、遺伝的背景、その他の要因によって異なる。しかし、2014年付のWHOのファクトシートでは、喫煙によって追加されるリスクは59%から79%とする世界中の多くの研究を引用している。WHOはさらに、世界のアルツハイマー病患者の約14%が、喫煙に「潜在的に起因する」と推定している。

タバコは、心血管疾患や癌のリスクを高めたり、加速させたりするさまざまなメカニズムをもっているとフィンチは言う。しかし、脳についてはどうだろうか? フィンチは、喫煙と大気汚染の交互作用を調べ、両者がどの程度作用メカニズムを共有しているか、また、これら2種類の体に悪い空気が相乗的に働いて、アルツハイマー病のリスクを増大させるかどうかを調べている。これまでに得られた証拠から、「これまでに広く認識されていない喫煙と大気汚染の組み合わせで起こる別のレベルの脳の損傷があり、私たちはそのメカニズムをまだ理解できて**いない**のです」と彼は言う。

「別の視点から見てみると……先進国では、喫煙者は成人の10～15%にまで減少してきています。しかし、そのような成人のほとんどは他の人と一緒に暮らしていますから、家庭内で副流煙にさらされる人は多く、喫煙の影響は全体では40～50%に近づいているのではないでしょうか。つまり、不幸にも高汚染地域に住んでいれば（世界の3分の1の人が該当する）、たとえ非喫煙者であったとしても、家族に喫煙者がいると、二重の打撃を受けることになるのです」

現代社会におけるアルツハイマー病のリスクを特定する取り組みにおいて、喫煙やスモッグ、あるいはナノサイズの粒子を吸い込むことも含めてあらゆる種類の大気汚染が、新たなフロンティアであるとフィンチは言う。フィンチは、自身の研究によって重要な疑問が浮かび、その答えを見出したいと考えている。例えば、大気汚染はアルツハイマー病を**引き起こす**のか、それとも単に発症を早めるだけなのか？　また、女性を対象とした彼の広範な研究の結果は、男性にも当てはまるのだろうか？

認知症は「ビッグD（Dとは、dementia：認知症に由来）」とも呼ばれ、今日、老年期において最も恐れられている症状の1つである。その主な理由は、認知症があまりにも無差別で、容赦がなく、個人の人格をも破壊するように見えるからである。しかし、アウグステ・データーが精神科医の診察を受けてから1世紀と少し経った今、治療の見通しはどうなっているのだろうか？　1999年にバック研究所を創設した人物であり、現役の医師でもある神経学者のデール・ブレデセンは、「認知症による世界的な負担を劇的に軽減する絶好の機会があると思います」と言う。

なぜ、ブレデセンは楽観論に満ちているのだろうか。次の章では、アルツハイマー病の治療について、今日の展望を考えてみたい。また、テロメアの短縮、老化細胞、免疫の異常、遺伝子のジキルとハイドのような二面性、フリーラジカルの破壊力など、老化の他の側面に関する研究が、実際にどのように進んでいるのかについても見ていきたいと思う。ヒトの老化プロセスを遅らせたり、大幅に改善したりすることはまだできないのだろうか?

第20章

病気ではなく、人を診る

Treat the person, not the disease

ジョン・ハーディは、少し残念そうに言った。「私たちは基礎となる生物学を理解し始めており、基礎となる生物学を理解することによって、最終的に治療にたどり着くと信じなければなりません。しかし、ある人が『あなた方科学者は、非常に長い間、私たちに実現しない約束をしてきた』と私に言ったように、それは真実なのです」

私たちが米国にある南カリフォルニア大学のハーディのオフィスで一緒に座っていたのは、巨大製薬会社イーライ・リリーが、抗アミロイド薬ソラネズマブ〔抗体医薬には、語尾に-mabという monoclonal antibody の略称が付けられる〕の臨床試験での失敗を発表した数日後のことだった。これは、患者にとっても科学者にとっても、同様に大きな失望をもたらす最近の出来事であった。20年以上にわたって、アミロイドを標的としたアルツハイマー病の治療薬や予防薬を探し求めてきたが、ほとんど何も得られていなかったからである。アミロイドを脳から除去したり、そもそも蓄積させないようにするために、免疫系を利用した薬が開発されているが、安全性の懸念から初期の臨床試験で中止されなかったとしても、ほとんどの場合、患者にとって大きな利益はないことがわかっている。

では、ソラネズマブの失敗は、製薬会社がその抗アミロイド薬についてまったく見当違いをしていたことを示唆したのだろうか？「そう言う人もいるでしょう。しかし、私は、彼らは見当違いなどしていなかったと思います」とハーディは言う。この欠陥のあるタンパク質〔アミロイド〕の蓄積は、認知症の症状が出る何年も前、あるいは何十年も前に始まっていることを考えると、「投与が遅過ぎたために失敗したのではないでしょうか。それが、私の疑うところです」と。タック・フィンチは、抗アミロイド薬の臨床試験が繰り返し失敗しているのは、アルツハイマー病におけるプラークとタングルの中心的な重要性に対する決定的な異議申し立てなのではなく、むしろ病気の生化学的理解から有用な薬の開発へ移行することの技術的困難さの反映であるとも考えている。

南米コロンビアの農村では、早期発症のアルツハイマー病遺伝子プレセニリン1の変異が300年以上にわたって広がっている貧しい農民の大家族を対象に、別のアミロイド標的薬であるクレネズマブの臨床試験がまだ行われている。この対象者は5000人以上で、家族性アルツハイマー病の患者数としては世界最大であることが知られている。この重大な遺伝子変異をもつ人は、通常40代半ばから精神的な衰えを見せ始め、50歳を過ぎる頃には認知症として診断される。

この臨床試験は、地元で「*la bobera*（愚かさ）」と呼ばれるこの病気から逃れられるという希望を罹患家族に与えるもので、欠陥遺伝子を受け継いでいるが、通常、症状が出るまでに数年かかる人々に、クレネズマブ（またはプラセボ〔臨床試験で対照として使用する偽薬〕）を投与するものである。この試験は5年間実施され、2021年頃に終了する予定である〔製薬会社の発表では、一部は2023年4月現在も継続中〕。しかし、これまで多くの抗アミロイド薬が失敗してきたことから、アルツハイマー病は「希望の墓場」と呼ばれ、2017年には製薬大手ファイザーが、より有望なベンチャー企業に資金を投入するため、認知症研究（さらには神経科学分野の数千人の雇用）を放棄すると発表している。

しかしながら、大手製薬会社がアルツハイマー病の治療薬の開発に力を注ぐ一方で、解決策を別のところに求めている企業もある。「これは、複雑な病気です。このような脳の慢性的な病気に錠剤、それも小さな錠剤を使うことはできません……錠剤でこの病気を改善できる方法は、今のところありません」と、バック研究所のラム・ラオは信念をもって熱く語る。「NIH（米国国立衛生研究所）が資金を投入しているのは、そこ（錠剤の開発）なんです。もし、錠剤以外の方法について話をすると、『そんなものは効かない。それは従来の西洋医学とは違う』と彼らは言うでしょう」

ラオはインドで育ち、神経科学の博士号を取得した後、フェローシップを得て渡米し、メイヨー・クリニック医学部でポスドクとして勤務した。そこで、脳の信号伝達化学物質である神経伝達物質の研究を続けた後、カリフォルニア州のバック研究所に移った。彼は、初代所長で神経学者のデール・ブレデセンが任命した初期採用者の1人である。ある時、ラオの妻が、なかなか治らないさまざまな健康問題に悩まされるようになった。やがて「西洋の」医学を信じられなくなった妻は、古代インドの医学大系であるアーユルヴェーダを実践する医師を自分で探すことにした。アーユルヴェーダは、病気になっている臓器や体の一部ではなく、体、心、精神、感情といった人間全体に着目し、総体的なアプローチで治療を行うものである。

初診の前に、ラオは妻を伴ってカリフォルニア州サクラメントに行き、2000年代前半に米国にいくつか存在したアーユルヴェーダ病院の1つで医師に会った。夫婦とじっくり話し合った後、医師はラオにアーユルヴェーダを勉強するように勧めた。「私は、ノーと言いました。私は西洋人だし、生化学を勉強しています。私がアーユルヴェーダをやる可能性は、まったくありませんよ」。しかし、バック研究所からそう遠くないサンフランシスコでプログラムが始まると、彼はトレーニングコースに参加するよう説得され、それが彼の人生を変えた。

ラオは今でも純粋な科学者であり、研究室ではアルツハイマー病の細部に焦点を当て、細胞の中で何が起こっているのかを研究している。しかし、彼は、アーユルヴェーダの実践者でもあり、タック・フィンチと同じように、認知症になった時にその人全体に何が起こっているのか、より大きな視点で見ることを信条としている。「例えば、私はここでAPOEe4という小さな分子を研究しています。しかし今、私が取り組もうとしているのは、一歩下がって患者の体の全体像を見ることです。そう、この小さな分子は体内で非常に多くの作用をもっています。どうすれば、これらすべての反応経路を同時に理解することができるでしょうか」と彼は説明する。

彼は、脳の慢性炎症を抑えることに主眼を置いており、特に腸が脳の慢性炎症にどのような役割を果たしているかに注目している。腸管壁侵漏（腸管壁のバリア機能の低下）によって、本来は善玉菌であるはずの腸内細菌が血流に流れ込み、そこで外敵とみなされ、免疫系が活性化した状態が続き、それが体の他の部分と同様に脳にも悪影響を及ぼすと彼は考えている。腸管壁は、質の悪い食事、不規則な食生活やストレスなど、さまざまな要因で弱くなる。この3つが重なると、消化器系は大混乱に陥り、脳の生化学にも連鎖的に影響を及ぼすため、特に体に悪い。つまり、何を、いつ、どのように食べるかは、脳の健康にとって極めて重要なのだとラオは言う。「私が話すことのほとんどは、帽子から何かを取り出すように、当てずっぽうで話しているのではありません」と彼は言う。「目の前の事実をつなぎ合わせて推測し、証拠に基づく研究によって裏付けているのです。アーユルヴェーダの概念も西洋科学の概念も知っていますし、それらが混ざり合っていることも知っています。しかし今、他の人たちにそれを示すには、証拠に基づく研究が必要なのです」

ラオはこの2つのシステムの接点に立ち、現代科学がインドの伝統医療の中核的な行為の有効性を立証していることを指摘する。健康な腸を保つための食習慣に加え、ヨガや瞑想でストレスを解消することも重要である。また、アーユルヴェーダでは、薬を鼻から直接吸入すること（「ナスヤ」と呼ばれる点鼻法）も重要視されている。伝統的な施術者たちは、科学的な根拠もなく、この脳への直接的な経路を利用してきたと彼は言う。「今、大手製薬会社は、個々の分子を鼻から脳に送り込もうと考えています」

ワシントン大学シアトル校のスザンヌ・クラフト率いる研究グループが2012年に発表した論文では、認知症になる前の段階と考えられている早期アルツハイマー病や軽度認知障害の患者を治療するためのインスリン投与に関して、このルート〔経鼻投与〕を試験するプログラムについて述べている。アルツハイマー病は、インスリンの欠乏や抵抗性、そしてその結果として細胞に燃料を供給するためのグルコースの代謝が効率的に行われないという共通の特徴があることから、時に「脳の糖尿病」と呼ばれることもある。しかし、糖尿病でない高齢者に、通常の方法である注射でインスリンを投与すると、血糖値の急降下による深刻な副作用が生じる危険性がある。研究者らは、インスリンを飢餓状態の神経細胞に鼻から直接投与したところ、研究参加者全員の記憶、思考、学習能力が著しく改善された一方で、プラセボを投与した人たちの脳は悪化し続けたことを発見した。研究者らは、ヒトを対象とした初の臨床試験の結果に勇気づけられ、インスリンの経鼻投与は、脳細胞があまりに多く死んでしまう前に脳のエネルギー出力を高めることによって、アルツハイマー病の進行を安定させたり遅らせたりするための有効な戦略である可能性を示唆している。

デール・ブレデセンは、認知症の世界的な負担を軽減するためのパラダイムの転換を率先して提案している。臨床神経科医であると同時に、どのようにしてその働きがうまくいかなくなるのかを解明するために、脳の最も基本的な部分にまで踏み込んだ研究を行ってきた科学者でもあるブレデセンは、2012年以来、新しい方法で患者を治療している。アルツハイマー病の特徴であるプラークやタングルは、決定的な役割を担っているものの、決して病気の原因なのではなく、むしろ重要な栄養素の欠乏、微生物の侵入、有毒物質の曝露、あるいはこれらの組み合わせなど、脳に対する何らかの損傷に対する防御反応であるという前提から出発している。

何十年もの間、悪者扱いされてきたベーター-アミロイドだが、近年、抗菌作用があることが明らかになってきた。ブレデセンによれば、アルツハイマー病で起こることは、文字通り、脳が自らを傷つけるものから身を守ろうとしていることなのだという。「ベーター-アミロイドは、ナパーム弾のようなものです」と彼は説明する。「国境を突破してくる者がいれば、当然殺そうとするでしょう。しかし、そうすると有毒なものを撒くことになり耕地面積が減るので、国土が狭くなってしまうんです」。アルツハイマー病患者の脳に起こったことは、「侵略者を殺そうとしたため、ネットワーク全体が縮小された」と彼は考えているので、この例え話は意図的に衝撃的なものになっている。言い換えれば、脳を守ろうとして、脳の領域を削ってがれきにしてしまったのである。

この例えにおけるナパーム弾のような、アミロイドやタウといった反応物質を取り除くだけでは、問題は解決しない。重要なのは、その反応を引き起こした脳への最初の損傷を特定し、対処することである。したがって、ブレデセンが新しい患者に行うことは、血液を採取し、一連のスキャンを手配し、患者の体内の重要なシステムで何が起こっているかを把握することができる検査を実行することである。検査は、消化器系、マイクロバイオーム（腸内や鼻の中に存在し、事実上、共生している細菌のコロニー）、DNA（APOEの状態に、特に注目）、環境有害物質（例えば、喫煙や大気汚染）への曝露、炎症のマーカー、ホルモンバランスなどを測定する。「全部で100以上の異なる決定要因があり、この人はどの位置にいるのかということを知るのに役立ちます。特に、APOEの状態については、認知症を発症して対人関係をどう処理できるかという点で重要になってくるからです」と、ブレデセンはシリコンバレー健康研究所で行われた自身のプログラムの発表の中で語った。

自分がおかしくなっているのではないかと心配して医者に行く人のほとんどにとって、自分の健康状態を徹底的に評価してもらう機会は、ほとんどないに等しい。「神経学の世界では、アルツハイマー病は体の他の部分で起こっていることとは切り離されているという考え方があるようです。私は、それはおかしいと思います」とブレデセンは言った。ブレデセンが行う一連の検査は、非常に多くの情報を生み出す。彼は、コンピュータを使って患者の状態を正確に分析し、その人に合った治療プログラムを開発し、正常でないシステムのあらゆる部分を修正するのに役立てるのだ。彼は、この多面的なアプローチを、雨をしのぐために補修が必要な穴だらけの屋根に例えて説明する。「もし、あなたが自分で何とかするつもりなら……アルツハイマー病の薬を飲めば、1つの穴が塞がれます。穴はきれいに塞がれますが、塞がれた穴は1つだけです。だから、私たちはすべての穴を塞ぎたいのです。そして、よいニュースは、私たちはすべての穴を塞ぐことが**できる**ということです」と、彼はシリコンバレーの聴衆に断言した。

最も基本的なこととして、ブレデセンは、アルツハイマー病の原因が、脳に「可塑性」を与える2つの相反するプロセス間の不均衡によって引き起こされると考えている。すなわち、幼児期から成熟期、さらにその先の人生を送る中で、絶えず脳の神経細胞同士を結合したり結合し直したりする能力である。成人の脳の各神経細胞には、約1万~1万5000個のシナプス（または、他の神経細胞との結合）がある。これらのシナプスは、「シナプス形成」プロセスと「シナプス破壊」プロセスの補完によって、常に構築、維持、修復され、除去や再形成が行われている。

彼が患者のために考案した治療プログラムは、この2つのプロセスに関与する無数の事柄を調整することを目的としている。具体的には、食べるべきもの（果物や野菜、養殖でない魚など）と、できるだけ避けるべきもの（グルテン、精白小麦粉、砂糖、加工食品、赤身の肉など）、ビタミンなどの栄養補助食品、定期的な運動、7～8時間の睡眠の推奨、食事の間の断食時間（具体的には夕食から就寝まで最低3時間、朝食まで12時間）、ストレス解消になるヨガや瞑想、頭を使うエクササイズやゲームなどで脳に刺激を与えることなどである。

この治療法は、ライフスタイルを改善し、薬を飲み続けるという長期的な取り組みが必要であり、それを継続することは容易ではないとブレデセンは認めている。しかし彼は、彼の処方箋に従うことができた患者と、いくつかの顕著な成功をおさめてきた。彼は、67歳の女性（実際に、彼の患者第1号）の事例を紹介している。彼女の母親は、60代半ばでアルツハイマー病を発症して死亡した。彼女は物忘れがひどく、かかりつけの医者に相談したところ、母親と同じような運命をたどることが予想された。運転中に方向感覚を失い、よく知った道でも、高速道路をどこで降りればよいのかわからなくなることがよくあると彼女は言った。ペットの名前も混同し、自宅の電気のスイッチもどこにあるのか忘れてしまった。そして彼女は、政府関係のデータ収集や分析、海外出張、報告書の作成など、大変な仕事をしていたが、自分の仕事を処理する能力を急速に失いつつあった。「彼女は、もはやデータを解析することができなかったのです」とブレデセンは言った。そして彼女は、彼のクリニックを受診する前に自殺を考えていた。しかし、彼のプログラムを始めてわずか3か月で、彼女は、久しぶりに気分がよくなりフルタイムで仕事に復帰してうまく対処していると、電話をかけてきたのである。また、プログラムを始める前に自分の心が壊れていくのを感じていた別の患者は、しばらくして、孫と将来のことをまた話せるようになったと告げた。

しかし、ブレデセンの症例集にはそのような例が多く含まれているが、神経科学者である彼自身が認めているように、彼のアプローチが有効であるという証拠は、今のところほとんど逸話に過ぎないと神経科学者であるタック・フィンチは言う。フィンチは、アミロイドやタウの病変の「前と後」の画像やその他の多くの客観的データを提供する、大規模で慎重に組み立てられた臨床試験が急務であると言う。

フィンチは、他の科学者よりもちょっと変わった意見に対してははるかに開放的であるが、ブレデセンは主流の神経科学者の多くからの厳しい抵抗に直面している。「私は、国立老化医学会議の委員を務め、220以上の論文を発表し、何百万ドルもの研究費を得ていました」。しかしながら、「ひとたび何か違うことを言い始め、実際にヒトのために変化をもたらすことができるようになると……なんということでしょう、どんなことをしても研究費を得ることができなかったのです。私たちは、異端的な人間だと思われています。それでも私たちは、ヒトをよりよくするための唯一の成果をもっているのです」と彼は私に語った。

彼のアイデアが敵対的に受け入れられた理由は、「私たちは本当に完全にパラダイムを変えようとしていて、あなたたちは**間違っている**と言っている」からだと彼は考えている。「これは、ベータ－アミロイドという有毒なペプチドを作るということではありません。これは、さまざまな損傷に対する反応なのです」。彼自身の方向転換は、アルツハイマー病との戦いの進展が遅々として進まないことに苛立ちを覚えたからである。何十年もの間の研究により認知症の遺伝的基盤が解明され、アルツハイマー病の特徴も明らかになったが、両者の間には大きな隔たりが残されたままである。この溝を埋めるために、ブレデセンはラム・ラオと同じように、アーユルヴェーダや中国医学という古代の伝統に知恵を見出し、分子生物学の還元主義に対抗して、病気に対する全体的な見方をするようになった。

「(私の研究室で)アミロイド前駆体タンパク質の信号伝達を研究していた時、『アハ』体験(なるほど!と思う瞬間)が訪れて、それが文字通り分子スイッチとして機能していることがわかったのです。つまり、そのスイッチをある方向に押したり、違う方向に押したりすると、シナプスを形成したり、シナプスを再編成したりするのです。その時、このスイッチをそれぞれの方向に押すものを**すべて**調べる必要があることに気づいたのです」。ブレデセンは、このようなアプローチがアーユルヴェーダ医療の中心であることもはっきり理解した。「医学部にいた頃は、こんなものは何千年も前によくわからないからやったことで、大した効果はないだろうと思っていました」と彼は言った。「でも、今になって、そうではなくて、ものすごい効果があったのだとわかりました。彼らは、正しい道を歩んでいたのです」。今後の課題は、「神経科医に、これらの神経変性疾患は、脳における神経学的な読み取りに伴う**全身的**な問題であり、脳だけの問題ではないことを納得させることである」と彼は言う。

現在進行中の2つの小規模な臨床試験は、まさにこのことを目的としており、正気を失いつつある人々に対して、現在私たちにできることはほとんどないという信念に挑戦するものである。

老年期の恐ろしい症状の1つであるアルツハイマー病に焦点を当ててきた。他の症状の多くを緩和する方法についても研究が進んでいる。しかし、最終章では一歩下がって、より大きな視点で見てみたいと思う。なぜなら、老化科学の究極の目的は、老化そのものを治療する方法を見つけることだからである。

第21章

老化研究
――研究室から私たちの生活へ

Ageing research ― from the lab into our lives

ダークチョコレートが体によいという話は聞いたことがあるだろう。それから、フランス人は贅沢な〔チーズやフォアグラなど動物性脂肪の多いという意味〕食生活を送っているにもかかわらず、なぜ心臓病の発症率が（見たところ）低いのかという疑問、つまり「フレンチ・パラドックス」に対する答えが赤ワインであるという話も。この2つの都市伝説の背後にある「謎」の成分は、レスベラトロールである。この物質は、特に赤ブドウ、ブルーベリー、桑の実、クランベリー、ピーナッツなど多くの植物が、微生物の侵入や菌類を撃退するために自然に産生する化合物である。

チョコレートや赤ワインに含まれるレスベラトロールの効果の話は、都市伝説のようなものである。なぜなら、意味のある量のレスベラトロールを摂取するには、チョコレートや赤ワインを体にとって有害なほど大量に摂取しなければならないからだ。しかし、レスベラトロールは、中国や日本の伝統医学における薬の成分であり、1990年代初頭から研究者の関心を集めてきた。米国にあるコーネル大学の2人の植物学者が、フランス人の健康な心臓にそれが関与しているかもしれないと初めて示唆した時、メディアではちょっとした不摂生な食事に効果があるという大げさな主張が飛び交うようになったのである。

誇大広告にもかかわらず、人々の科学的関心はしっかりと刺激された。世界中の研究所がこの研究に没頭し、レスベラトロールが酵母、ショウジョウバエ、線虫、マウス、魚などのモデル生物の寿命をのばすことがすぐに判明したのだ。この化合物は、ヒトの抗癌作用や抗酸化作用、代謝や脳の血流への影響、そしてもちろん心臓への影響など広範囲にわたって研究されてきた。ある研究者は、酵母を使った実験の結果に非常に興奮し、自分でもレスベラトロールのサプリメントを飲み始め、それを家族にも飲ませた。そして2004年に小さなバイオテクノロジー会社を設立し、レスベラトロールをもとにした薬を開発して、多くの加齢性疾患を防ぎ、ヒトの寿命をのばそうと試みた。このSirtris社は、2008年に英国にあるGSK（グラクソ・スミスクライン）に買収されたが、研究の進展がないこと、化合物の作用機序に疑問があること、臨床試験で吐き気、下痢、腎臓障害などを起こす人が出たなど安全性への懸念から、2013年に解散となった。

しかし、レスベラトロールへの関心は、会社とともに消え去ることはなかった。Ｓｉｒｔｒｉｓ社の失敗から得た教訓は、この化合物が実際にどのように作用するのかを理解し、望ましい効果をもつ成分へと改良するために、さらに多くの作業が必要であるということであった。２０１７年、英国を拠点とする３人の老年学者（エクセター大学のローナ・ハリーズ、ブライトン大学のリチャード・ファラガーとリジー・オスラー）が、レスベラトロールという「切れ味の悪い道具」を精密に加工して作った類似の化合物を使った研究の結果を発表した。３人は、老化細胞を若々しい機能をもつ細胞に戻すことに成功したのである。彼らは、「ＲＮＡスプライシング因子」として知られているものを調査していた。これは、細胞内で極小のハサミのような働きをするタンパク質断片で、活性化した遺伝子から細胞機構に送られる伝令ＲＮＡ鎖〔ｍＲＮＡまたはメッセンジャーＲＮＡ〕を編集して、実際に細胞内で仕事を行うタンパク質を作るためのものである。スプライシング因子は、加齢とともにそのｍＲＮＡの編集作業が次第に雑になり、そのためタンパク質を作る装置〔リボソーム〕に届く指令が段々と正確でなくなり、遺伝子の機能、ひいては細胞の活性が損なわれる。このことが、高齢者のフレイルやその他の加齢性疾患の原因になっていると考えられている。

ＲＮＡスプライシング因子を産生する遺伝子が適切に機能しなくなることで、一部のＲＮＡスプライシング因子の効率が低下したり完全に失われたりするものがあるが、これは老化細胞に特有な現象である。研究者たちは、この欠損を改善することは可能か、そして、それによりどのような効果があらわれるのかという疑問をもった。そこで研究チームは、レスベラトロールが、ＲＮＡスプライシングを含むさまざまな細胞メカニズムに影響を与えることが知られていることから、この天然物をもとに、このメカニズムを優先的に標的とする化合物を設計し、培養中の老化細胞に添加した。その結果は、驚くべきものだった。「信じられませんでした」と、エクセター大学の研究室でほとんどの作業を行ったエヴァ・ラトーレは言った。「老いた細胞が、まるで若い細胞のように見えたのです。まるで魔法のようでした」。ラトーレは、自分が見ているものを確かめるために何度も実験を繰り返したが、それは明らかであった。衰えた老化細胞が数時間のうちに元気になり、切断されたテロメアが修復され、細胞が再び増殖し始めたのだ。

「これは、通常の寿命を全うできるようにし、生涯にわたって健康でいられるようにするための第一歩です。私たちのデータは、化学物質を使って、加齢とともにスイッチがオフになるＲＮＡスプライシング因子の遺伝子のスイッチを入れ直すことで、老いた細胞の機能を回復させる手段を提供できるかもしれないことを示唆しています」とハリーズは言う。

しかし、研究室でのワクワクするような成果と、ヒトが健康維持や改善のために摂取できる医薬品との間には、非常に長く険しい道のりがあるのだ。例えば、英国王立薬学会の雑誌に掲載された論文での医薬品開発・承認プロセスの分析では、「実験室で開発された2万5000の化合物のうち、25の化合物がヒトでの臨床試験に進み、5つが市場に出て、投資額を回収できるのはわずか1化合物」という厳しい結論に至っている。この化合物の減少率は、米国でも同様である。米国では、医薬品の開発と承認に関与する食品医薬品局（Food and Drug Administration：FDA）の規則と規制が年々厳しくなっている。例えば、1990年代半ばには、一般的な新薬の場合、承認を得るためには60以上の臨床試験で5000人近くを対象に試験をしなければならなかったが、1980年には約30の臨床試験で1500人を対象とした試験で承認されていた。研究室で有望とされた化合物のうち、臨床への道が開かれるのは、1000件に1件程度に過ぎないのだ。

新薬を市場へ投入するといった、非常に時間がかかって不確実なプロセスを回避する1つの方法は、ある病気のためにデザインされた既存の薬が、適応の病気以外に広く応用できる可能性を探ることである。「転用」と呼ばれるものには、さまざまな例がある。ジドブジンという薬は、1960年代半ばに抗癌剤として開発された。そして1985年、科学者たちがHIVの恐るべき感染拡大を食い止める方法を探していた時、ジドブジンに抗レトロウイルス作用のあることが判明した。このジドブジンは、初めてのエイズウイルス感染症に対する治療薬として認可され、エイズ撲滅運動家たちからの強い後押しを受けながら、1987年に「AZT〔azidothymidine の略〕」として記録的な速さで市場に投入された。

バイアグラは、世界中の何百万人もの男性が性的機能の補助として服用しているが、もともとは狭心症（心臓の問題に伴う胸の痛み）の治療薬として誕生した。狭心症の臨床試験に参加した男性たちが、バイアグラによって強力で持続的な勃起が得られると報告したことで、すぐにバイアグラの新しい目的が発見されたのだった（臨床試験の終了後、まだ残っていた薬の返却を拒否した参加者もいたようだ）。

そして、サリドマイドである。1950年代後半から60年代にかけて、つわりの治療薬として妊婦が服用したところ、深刻な先天異常を引き起こしたこの薬は、もともとは鎮静剤、睡眠薬として開発されたものであった。サリドマイドは、悲劇的な人命被害と法廷での厳しい争いに発展したにもかかわらず、今日、ＥＮＬ（erythema nodosum leprosum：らい性結節性紅斑）と呼ばれるハンセン病の合併症の治療に、さまざまな名称で使用されている。この症状に対する有効性は、まったくの偶然から発見された。テッド・アッシュバーンとカール・トールは、ネイチャー誌に寄稿した既存薬の転用に関する総説で、１９６４年にフランスの医師ヤコブ・シェスキンが、何週間も眠れないほどＥＮＬで苦しんでいるハンセン病患者に何か与えようと、薬品棚を探し回ったことを紹介している。そして、サリドマイドを発見して患者に投与したところ、驚くべきことに、この薬は患者に安眠を与えただけでなく、彼の痛みを伴う潰瘍をきれいに治癒させたかのようであったという。その後、シェスキンは、ＥＮＬを発症したハンセン病患者を対象とした二重盲検試験で、サリドマイドの有効性を確認した。それから１９９０年代半ばには、サリドマイドが血管新生（血管の成長）を阻害することが判明し、現在では、生存と転移のために自身の血液供給の開発を必要とする特定の癌の治療に使用されている。2012年、白血球の癌である多発性骨髄腫の治療薬として、サリドマイドがFDAの承認を得たのは、臨床試験での豊富な試験実績とハンセン病での使用実績があったからであり、新薬の市場導入に通常20億ドル以上かかるところを、4000万～8000万ドルで実現したと推定される。

この10年間で、薬品棚に並ぶまでに多くの難関を突破してきた薬剤の転用が本格的に始まった。そしてこれが、老化そのものを治療するための薬剤を試験する、最初で唯一のプログラムの背後にある考え方である。それは、老化に関連した個々の病気ではなく、老化プロセスそのものの根源にアプローチするものである。TAME（Targeting Ageing with Metformin）の略称で知られるこのプログラムは、2013年にスペインの田舎町にある中世の城を改造したホテルで、研究成果をいかにして臨床に結びつけるかを議論した際に、多くの老化科学者たちによって考案されたものである。メトホルミンは、現在最も広く使われている抗糖尿病薬であり、今日、研究者たちはこのプラセボ対照臨床試験のための資金調達に追われている。この試験は、65～79歳の約3000人を対象に、米国内の14の研究センターで約6年間にわたって行われる予定である〔TAME研究は、2023年4月現在も継続中である〕。参加者の半数は有効な薬剤を、半数はプラセボを投与される。

TAMEは、研究チームに老年学者の豪華キャストを抱えており、ニューヨークのアルバート・アインシュタイン医科大学老化研究所の所長ニール・バルジライが率いている。彼は、偶然にも、第7章で紹介したブロンクスのアシュケナージ系ユダヤ人における百寿者の遺伝学的研究を行った人物である。1955年にイスラエルのハイファで生まれ、そこで育ったバルジライは、小柄でがっしりした体格の男性である。濃いグレーのもじゃもじゃの髪で、厚い眼鏡の奥にいつも笑みをたたえた目をしている。彼は熱意、ユーモアそして実行力を感じさせる。

これは、イスラエル軍での軍医としての経験によるものであると思われる。1976年7月、イスラエルのテルアビブからパリに向かうエールフランス機のハイジャック事件で、パレスチナ人2人とドイツの左翼グループ2人のメンバーによって人質となったイスラエル人乗客102人を救出するため、ウガンダのエンテベ空港に突入した特殊部隊の一員として、劇的な奇襲作戦に参加したのである。その後、バルジライはイスラエル軍の主席医務官を務め、ヘリコプターで巡回することもあった。このような経験には生きる上での多くの教訓が詰まっていると、彼はサイエンス誌に語った。「重要なことは、自分は多くのことができるのだということに気づくことです！　怖がらなければ、多くのことができるのです」

バルジライが老化という現象に興味をもったのは、かなり早い時期からだったと、ニューヨークで開催された老年学会の会場で、この小柄で、精力的であり、疲れを知らない彼は、私に言った。「私が13歳の時、祖父と散歩をしていました……毎週土曜日の朝は、祖父と散歩をしたものでした。その時に、祖父は私に若い頃の話をしてくれました。それを聞いた私は、『おじいちゃん、今では歩くのもやっとなのに……若い頃なんてあったのか！』と思っていたんです」と彼は笑う。「若者には想像力があると言いますが、ある意味そうだと思います。でも、おじいちゃん、おばあちゃんを見て、それを自分の行く末だとは思いませんよね？　もっとこう『ああ、彼らはずっとあんな顔をしていたに違いない、でも自分たちは違うよね？』ってね」

年齢というのは、患者を治療する上で常に重要な基準点であるが、バルジライが医師の資格を取得した当時は、研究テーマとしては、老化にはあまり関心がなかった。その後、１９８０年代後半に、米国にあるイェール大学の研究員として研究に参加した際、彼は老化によって大きく変化する代謝に注目した。その時は血糖値をコントロールする効果のある薬としてメトホルミンを研究したが、この薬が約30年後の老化研究で重要な役割を果たすことになるとは、当時の彼はまだ知らなかった。

メトホルミンは、ルピナスに似た植物、*Galega officinalis*（通称ゴート・ルーまたはフレンチ・ライラックとして知られる）から抽出されたもので、中東原産で、現在はヨーロッパおよび西アジアで野生化しているが、米国では侵入性の雑草として分類されている。この植物は、何世紀にもわたって民間療法で使用されてきた。糖尿病の兆候である排尿過多の治療薬としてよく使用されており、その誘導体であるメトホルミンは、１９２０年代にウサギの血糖値を下げる特性があることが最初に発見された。メトホルミンを初めてヒトに投与したのは、フランス人医師で糖尿病の専門家であったジャン・スターンで、1957年にそのすばらしい成果を発表した。翌年には英国で使用が認可され、その後次々と他の国でも使用できるようになった。米国では1994年になってようやく承認され、現在では2型糖尿病の血糖コントロールのための治療薬として、世界中でメトホルミンが選択されている。この薬は、1回分で数ペンスから数セント〔それぞれ英国および米国の通貨で、2023年の為替相場で1円前後〕のジェネリック医薬品*であり、主にインドの製薬工場で年間数万トンが生産されている。

　近年、メトホルミンは糖尿病以外の分野でも有効であることがわかり始めている。線虫からラット、マウスに至るモデル生物の寿命を大幅にのばすだけでなく、健康や活力も向上させることが、研究者らによって明らかにされたのだ。そして2014年、英国で行われた後ろ向き研究〔症例対照研究〕により、ヒトにも同様の効果があることが示唆された。この研究の本来の目的は、メトホルミンと、別の糖尿病に対する第一選択薬の効果を比較することであった。研究者たちは、2000年の臨床現場から得たNHSの膨大なデータセットを使って、メトホルミンで治療を受けている約7万8000人の糖尿病患者、別の第一選択薬を投与されている1万2000人の糖尿病患者、そして慎重にマッチングさせた糖尿病をもたない9万5000人の対照群の生存率を調べた。驚いたことに、メトホルミンを投与された糖尿病患者は、他の薬剤を投与された患者よりもはるかに生存率が高いだけでなく、非糖尿病患者と比べても有意に良好であることがわかった。これは、メトホルミンが体の経年劣化に対して全般的な保護作用をもつことを示唆している。

メトホルミンの作用機序についてはまだ解明されていないが、基本的には細胞内の酵素活性を高め、ブドウ糖をエネルギーとして燃焼させるプロセスを抑制することが主な役割であり、それによってカロリー制限の効果と同じように、酸化損傷や炎症を抑えるといったさまざまな利点があると考えられている。さらに、この薬は腫瘍の予防や制御に役立つという観察から得られた有望な証拠に基づいて、癌研究者コミュニティではすでにこの薬を使用した多くの臨床試験が実施されている。そして今、ＴＡＭＥ研究によって、老化というさらに大きな舞台で、この薬の威力を発揮することが求められているのである。

しかしながら、スペインのホテルでこの画期的なプログラムのために検討されていた薬剤は、メトホルミンだけではなかった。チームの一員であったスティーブン・オースタッド（以前に紹介した、ライオンの調教やミンという貝などの長寿生物を調査していた人物）は、「動物での結果が非常にすばらしかったという理由で」ラパマイシンの使用に賛成であったとサイエンス誌に述べている。多くの点でラパマイシンには劣るが、メトホルミンには長く、そ

＊ジェネリック医薬品とは、ブランド名が付いている薬剤と用量・薬効の強さ・投与経路・品質・性能・使用目的において同等でありながら、特許が切れているため、ブランド名が付されていない医薬品のことである。

して強固な安全性の記録がある。その一方、リン・コックスとジュディス・キャンピシが彼女らの研究室で老化細胞を若返らせるために使った薬、ラパマイシンには、多かれ少なかれ深刻な副作用がある。「ニールは、『この最初の臨床試験で誰も殺すわけにはいかない』と言ったんだ。そこで、私は『戦略的には彼の言う通りだ』と考えたんです」とオースタッドは続けた。老化を遅らせる薬の有効性を試験することがＴＡＭＥ試験の主な目的ではなかったため、この戦略は非常に重要であった。

では、この試験の主な目的は何であろうか？　ここまで本書を読んで理解してきたように、老年学者たちは、年をとるにつれて体に生じることに関する理解において、大きな進歩を遂げてきた。しかし、彼らが学んだことを臨床的に役立てるためには、大きな障壁がある。なぜなら、製薬会社や医療保険会社からは、老化そのものが病気であるとはみなされず、介入のための正当な標的とはみなされないからである。市場が定義されていないため、実質的な影響力を有する唯一のプレーヤーである大手製薬会社が、これに対する医薬品の開発に関与する動機や見返りがないのが現状である。この状況を打破するために必要なことは、老化は医学的に改善可能であり、それによって高齢者を苦しめ医療費を浪費させるような不幸な事態を遅らせることができることを、医薬品規制当局に明確に認識させることであるとバルジライたちは考えている。２０１３年に*Health Affairs*誌に掲載された論文では、老化プロセスそのものに介入することで、米国だけでも、50年間で約7兆１０００億ドル節約できる（しかも、個人の寿命を約2・2年延長できる）と示唆されている。

「この種のアプローチの優れた点は、加齢性疾患の治療という無駄を省けることです」と、第2章で紹介した英国にあるロンドン大学の遺伝学者デビッド・ジェムズは言う。「第一に、これらの疾患は一度発症すると治療が非常に困難です。また、ある意味では、加齢に伴う**症候群**を見ているとも言えます。私の母は、個々の疾患を治療することが相対的に無駄であることを示す典型的な例でした。高齢になると母の健康状態はますます悪くなり、心血管障害で一度死にかけましたが、医者が薬を処方して何とか一命を取り留めました。母はしばらく元気でしたが、その後、乳癌と認知症を患いました。要するに、1つの症状を治療しても、加齢に伴う他の疾患があらわれるだけなのです」と彼は続けた。「しかし、もしそれら加齢性疾患の病態の根本原因に着目するのであれば、それらすべての疾患を治療することにつながるのです。これは、動物モデルで見られたことです」

2015年、バルジライとオースタッドを含むTAMEの代表者たちの中核グループは、FDAに彼らの臨床試験の意義を訴えるため、ワシントンDCの外れにあるメリーランド州シルバースプリングスに赴いた。メトホルミンは、その場にいる誰もが知っている薬であり、老化はねらう価値がある標的になるという「根本方針の証明」をするための、彼らの切り札であった。FDAとの約束は非常に重要で、代表者たち（全員が学術的な科学者で、大手製薬会社の代表は1人もいない）は、近くのホテルで事前に集中的に会議のリハーサルをした。

老化研究というと、不老不死の夢を売りつけるインチキ療法やペテン師が連想されるし、老いを病理学的に説明されることに対して一般の人々は抵抗があるため、メトホルミンでの彼らの目的をどう表現するか、彼らは悩んでいた。

彼らの決めた答えは、老化を治療の対象として加齢に直接言及することを避け、代わりに「合併症」として話すことであった。つまり、老化を、晩年に起こりがちな多くの疾患からなる症候群として特徴づけることであった。そこで、代表団はＦＤＡに、ＴＡＭＥ研究では、個々の参加者が、試験期間中に新たに1つ以上の加齢性疾患（心臓病、癌、認知症）を発症、あるいは死亡した場合に、それがどれくらいの速さで起こるかを測定すると述べた。バルジライは、ＦＤＡとの会議の直後に、サイエンス誌に「私たちの、そして私の考えでは、老化は病気ではありません。それは、そう、人間らしさです！　人間は生まれて死にますが、その間に年をとります……『私がそれを遅らせることができるなら、彼らがそれを何と呼ぼうとかまわない』という感じです」と語っている。

ＦＤＡとの会議は、驚くほどうまくいった。ＴＡＭＥのプレゼンテーションを聞くために、かなりの数のＦＤＡ幹部が集まっており、彼らは明らかに感銘を受けたようであった。その90分後、科学者たちは、この臨床試験とその目的に対して、ＦＤＡの承認をもらって帰っていった。しかし、老化が治療の「適応症」または病状として、つまり保健医療サービスや保険会社が医療費を支払う準備をする対象として公式に認められるかどうかという最後の問題は、試験の結果を待つことで合意した。

この最後のハードルを越えれば、大手製薬会社の参入の門は開かれ、その展望は非常に魅力的なものとなるだろう。ＦＤＡのロバート・テンプル副局長は、ＴＡＭＥのプレゼンテーション後、次のようなコメントを残している。「もし、あなた方が本当に老化を遅らせるために何かをするのであれば、対象となるのはすべての人です。もしそれが実現できれば、きっと革命的なことでしょう」


そう、これは革命なのである。しかし、若さの万能薬はきっと存在しないだろう。なぜなら、人はそれぞれ生物学的特徴、遺伝的背景、環境要因によって、薬物に対する反応が異なるからだ。ある人にはすばらしく効く薬でも、他の人にはあまり効かないか、まったく効かないかもしれない。人目を引く見出しを考えずに冷静に見れば、これが、本書で探究してきた老化研究の複雑な側面から得られた教訓である。

２０１６年夏の午後、米国カリフォルニア州にあるバック研究所のパンカジ・カパヒのオフィスでの話に戻ろう。私たちは、食事制限とそれが実験室のショウジョウバエの寿命に与える劇的な効果について話してきた。食事制限は、ショウジョウバエの寿命を通常の2倍、時には3倍にのばすことができた。寿命の大幅な延長が食事制限の主な効果であるが、その結果についてもっと詳細に分析してみると何がわかるだろうか？　カパヒは、オフィスの壁に貼られた、青と赤の点が描かれた大きなポスターの前に私を連れて行った。そのポスターは、地元の市場で採集した野生のショウジョウバエを使った食事制限の実験結果であった。ショウジョウバエは200種類もの系統があり、巨大な遺伝的多様性を有している。「赤い点」は栄養豊富な餌を自由に食べることを許された群、「青い点」は質素な餌を与えられた群を示していた。個々のハエを示す赤の点も青の点もどちらもきれいにまとまってはおらず、通常の平均寿命を示す線の上下をまたいで、グラフ全体に散らばっている。

カパヒはいくつかの青い点を指さしながら、「もし、あなたがこの人たちだったら、すごいことです！　食事制限で寿命が2倍、時には3倍になっています」と言う。そして今度は、平均寿命の線の下にある点の散らばりを指さしながら、「しかし、もしあなたがここにいる人なら、実際に、寿命は短くなっています。青は低くなっていっています。これらは皆低くなっています。つまり、これはどんな介入でも起こることなんですね。ヒトではこの実験はできませんが、ハエではできます。そして、遺伝子の多様性が非常に大きいことがわかります」

カパヒは別のポスターに移動して、食事制限が個々のハエのエネルギーレベルに及ぼす影響を示した。エネルギーレベルは、ショウジョウバエが入った試験管を振り、ある基準値よりどれだけ高く、どれだけ長く飛び続けるかを測定することで評価した。ここでもまた、各点は大きく散らばっている。長寿のハエでさえも、その効果は一様ではなく、個々の生態がどのような介入の結果にも影響を及ぼすことを明確に示しているのである。彼らの実験では、長生きは自動的に若さを意味するものではなかった。このように、悪魔は細部に宿っている。つまり、アンチエイジング治療の可能性は、あらゆる高度な医療行為と同様に、個人個人に合わせた治療法である「個別化医療」にあるということである。

では、私たち一般市民がこのアンチエイジング研究の恩恵を受けるのは、いつになるのだろうか？　私は、バック研究所のカパヒの同僚で、２００６年頃に「老化科学（Geroscience）」という言葉を作ったゴードン・リスゴーに、この質問をぶつけてみた。彼は、大西洋の両岸の研究所の最前線で、この物語の展開を見てきた人物である。「私がいつも例に挙げるのは、感染症です」とリスゴーは言う。「今、私たちは、フレミングがペニシリンを発見した時のような状態にあると思います。彼はペニシリンを発見し、学会でそのことを話し、人々は『ふむ、それは興味深い』と言いました。そして、ペニシリンの発見から実際に製造されるようになるまでには、10年ほどのギャップがあったと思います。感染症には、微生物という共通の原因があり、共通の戦略で対処できることがわかったからこそ、画期的な発見となったのです。これは、生物医学におけるパラダイムシフトの瞬間であり、それがすべてを変えたのです」とリスゴーは言う。

「そして、今、私たちがいる場所がそこです。つまり、加齢性疾患には共通の原因があり、老化プロセス自体は不変ではないということを発見した、まさにもう1つの『フレミングの瞬間』なのです」とリスゴーは言う。「今やらなければならないことは、政策立案者たちや政府の役人たち、そして保健医療サービスや医療保険業界に携わる人たちに、これらの事実を知らしめることです」

「人々がアルツハイマー病になるのは、避けられないことではありません。癌や心臓病になるのも必然ではありません」と彼は主張する。「もし科学に投資をすれば、長期介護施設を建設したり、症状を治療したり、重篤な疾患を管理したり……といった、私たちが進んでいる道とは異なる道を歩むという選択肢をもつことができるのです」。これは、サナトリウムを建設することや鉄の肺〔1950年代頃までの人工呼吸器の一種〕を設計するのと同じことだと彼は言う。これらのものはすでに存在しない、なぜならワクチンや抗菌薬がある時代には必要ないからである。「そして、ここで私たちは、老化のための鉄の肺や老化のためのサナトリウムを建設するのではなく、実際に老化という病気を予防するという別の道を歩むことができるのです」

ニール・バルジライも、感染症との比較を引用して、同様のメッセージを発信している。「今日、より健康で長生きする可能性は、科学小説（Science Fiction：ＳＦ）ではなく、科学である」と彼はＴＥＤＭＥＤのブログに書いている。「メトホルミンの臨床試験は、現代において、抗生物質以来の最も重要な医療介入のためのツール、あるいは枠組みとして機能するでしょう。私たちが年をとっても健康に生活できる期間〔健康寿命〕をのばすという、薬の新たな分類です」

バルジライは、「官、民、そして慈善事業の各セクターが、集中的かつ協調的に取り組むことで、老化研究を研究室から私たちの生活へと実装させることができる」と結論づけている。

謝辞

科学について伝える時、私はいつも自分が取材した研究以外にも、大変多くの人々が関わっていることを意識している。これらの方々に謝意を表し、また、この膨大な分野を横断する短い旅で直接的に謝意を表することができなかった方々、あるいは重要な研究に触れることさえできなかった方々にお詫び申し上げる。それにもかかわらず、彼らが発表した研究は、私の物語に多大な情報を与え、豊かにしてくれた。

この本を書くために、私が話をしたすべての方々に心から感謝する。彼らの話や洞察は、私に人生の旅路について、まったく新しい視点を与え、多くのことを考えさせてくれた。特に、私の質問にいつでも答えてくれ、励ましと熱意と少々生意気な態度で接してくれたリチャード・ファラガー、私の原稿を丁寧に読み、適切なコメントをくれた親友でもある比類なき編集者スザンヌ・チェルニー（美しいスコットランドの言葉を1つか2つ外せという彼女の助言は聞かなかったけれど！）に感謝したいと思う。また、ブルームズベリー社での、出版営業ジム・マーティンと編集者アンナ・マクディアミド、代理店ワトソン・リトル社のドナルド・ウィンチェスターに温かい支援をいただき、ブルームズベリー社のコピー編集者リズ・ドリューイットには、細部にまで気を配り、適切なアドバイスをいただいた。

多くの科学者が、特別に時間や専門知識を惜しみなく提供し、研究の最前線での話や熱意を語ってくれた。その方々をアルファベット順に紹介する。ピーター・アダムス、ジュリー・アンダーソン、スティーブ・オースタッド、マーク・バグレー、ニール・バルジライ、マーク・ブラクスター、デール・ブレデセン、ジュディス・キャンピシ、マール・カルメラ、イリーナ・コンボイ、マイク・コンボイ、リン・コックス、キャレブ・フィンチ、デビッド・ジェムズ、ジョン・ハーディ、ピーター・ハント、ヘンリー・ジャスパー、パンカジ・カパヒ、ブライアン・ケネディ、トム・カークウッド、ゴードン・リスゴー、ジャネット・ロード、ヤンコ・ニコリッチ－ズギッチ、リンダ・パートリッジ、エマ・ピート、ラム・ラオ、ヴォルフ・ライク、マーティン・ロッサー、そして、トーマス・フォン・ズィニッキ、バック研究所のコミュニケーション・ディレクターであるクリス・レビロットは、カリフォルニア訪問中の私のスケジュールを非常に効率的に調整し、温かく迎えてくれたことも特筆に値する。

最後に、マーク・ジョーンズとその母パット・ジョーンズ〔以上、仮名。第5章参照〕、そしてジョン・ジェニングスに特別な感謝を捧げたいと思う。深刻な病の影で生きる彼らの体験談は、老化のプロセスを理解し、より悲痛な症状を予防あるいは治療する方法を見つけるための探究が、いかに重要で緊急なことであるかを痛切に思い起こさせてくれる。また、ディーン・ポメローは、日常生活の中でこの科学〔カロリー制限〕を実践しており、非常に質素な食生活を送る彼の経験を共有させていただいたことに対し、特別の感謝を申し上げる。

訳者あとがき

本書の原書は、英国の科学、健康、研究開発問題を専門とするライターであるスー・アームストロング氏による『*Borrowed Time: The Science of How and Why We Age*』であり、初版は2019年に発行されている。このあとがきを書いている現在は2023年なので、すでに4年ほど経過している。科学の進歩は日進月歩で、本書にも紹介されているようなメンデルの遺伝の法則や生物の遺伝情報に関するセントラルドグマのように、普遍の真理（その後、追加修正された事項もある）もあれば、時間の経過とともに新たな知見に置き換えられることもある。本書で取り上げられている「老化のメカニズム」も、古今東西さまざまな学説が存在し、現在も新たな発見があったり、研究が続けられている非常にホットな分野でもある。

監訳者の一人である私（簗瀬）と原書との出会いは、その2019年にさかのぼる。この原書は、米国の科学雑誌であるサイエンス誌の2月22日発行号の書評で紹介されていた（Brian K. Kennedy, In search of an aging antidote, *Science*. 2019; 363: 822）。この書評タイトル中の「antidote」とは、英和辞書には「解毒剤」とか「対抗手段」と書かれている。老化自体は生物にとって決して毒ではないが、老化に伴って加齢性疾患が増えたり、また最近注目されている「老化は抑制可能」というアンチエイジング（抗老化）を少し意識して、このように表現されたのかなと思う。普段、本書の中でも紹介されているモデル生物の一つである線虫を用いて老化のメカニズムを研究している私は、サイエンス誌のウェブサイトでのその記事に惹かれ、原書をアマゾンにて取り寄せた（便利な世の中になったものである）。航空便で数週間後に届いた原書は、いわゆるペーパーバック（紙製の背表紙という意味）で、海外旅行をしたことがある人は空港内のコンビニやちょっとした書店の書棚で売られている様子が思い浮かぶだろうが、日本での文庫本のように手軽に持ち運べて、長い時間を過ごす機内でも気軽に読書ができるような類の本である。つまり、老化のメカニズムについて詳しく解説された分厚い専門書ではなく、大学生や高校生など科学に興味をもち始めた学生を含む一般の人々が読んでもわかりやすいように、平易な文章で書かれていた。

しかしながら、その内容は非常に多岐にわたる。筆者のアームストロング氏は、紹介文の通りサイエンス・ライターで、老化研究の第一線にいる科学者や老化に関連する疾患（早老症やアルツハイマー型認知症など）を患っている人々に対するインタビューや学術論文を含む資料を通じて、その研究内容を紹介したり、疾患について丁寧に描写をしている。日本でもまだ記憶に新しい、ノーベル賞受賞者である山中伸弥博士のiPS細胞も登場する。また、本書にも説明のある通り、遺伝性の早老症の一つであるウェルナー症候群の発生率が日本人に多いというのも、日本人の読者にとっては気になるところではないかと思う。原書が届いたものの翻訳本がまだ出ていないこともあり、英文で書かれたページを（非常にゆっくりながら）読み進めるうち、筆者が「我々がなぜ、どのように老化するのか？」という老化のメカニズムに対する疑問に焦点をあて、しかも一般の読者向けに非常に噛み砕いた言葉で語っている本書を、日本人にもより気軽に読める形で紹介したいと思ったのが、今回の翻訳を手がけるきっかけになった。なお、原題を直訳すると「借りものの時間」であるが、誰から借りたのかと言えば、おそらく西欧諸国の文化では「神から与えられた時間」であって、我々の寿命（特に、最長寿命）は、本来我々自身の力が遠く及ばないことを意味しているように思われた。

ご存知のように、現在、日本は世界でも有数の高齢化率を誇る超高齢社会である。巷には、健康寿命をのばすといった効能を謳った製品や情報があふれ、メディアも盛んに紹介している。このような超高齢社会の中にあって、生涯を通して健康に過ごしたいというのは誰しもが望んでいることであろう。しかし、本書は、例えば「○○が健康によい」とか積極的に提案するような内容ではなく（もちろん、サイエンス誌で紹介されていた書評のタイトルがIn search of an aging antidoteだったように、そこかしこにそのヒントは隠されているが……）、あくまで歴史的な研究成果を含む、現時点での科学的な根拠に基づいた老化のメカニズムやその対処法の一例を説明しているのが特徴である。本書を読み進んでいくと、生物の老化するしくみというのは決して正解が一つではなく、さまざまな要因が複雑に絡み合っているのだなぁ……ということがわかっていただけると思う。そして、その生物の老化するしくみを解明するために、世界中の研究者たちが果敢にこの命題に挑み、時に失敗や挫折を繰り返しながら一定の成果を得たり、あるいは早老症や加齢性疾患を診断したり対処法を見つけるために、その患者たちの協力がいかに重要であったか、それらの過程までも丁寧に紹介しているのが本書のもう一つの特徴である。

通常、生理的な老化は急激に進行するものではなく、現代のヒトの場合（異論もあるようだが）成熟後、非常に長い時間をかけて徐々に進行する。成熟後も、まだ若い頃はその兆候は現れない。年齢を重ねるうち、白髪や皮膚のしわが目立ってきたとか白内障になったといった時点で初めて「老化」を意識する。外見的な変化だけではなく、本書にもあるように、ハイキングやサイクリングで体力の衰えを感じたり、とっさに言葉が出て来ないといった物忘れが増えて気づかされることもあるだろう。このように、老化というのは、私たち自身も誰もが気がつかないところで、ひたひたと忍び寄ってくる生理的現象である（ただし、最近では老化は治療可能な疾患の一つだという考え方もある）。そして、私たちヒトはけがをしたり病気になったりしないと、その痛みや苦しみを通常は理解できない。頭の中では理解していても、実感はできない。老化も同様で、私たち自身の身体にさまざまな老化の兆候が現れるまで、通常は実感できないものなのである。しかし、私たちがどのように老化して、どのように感じるかといったことに対しては、年配の近親者の様子を見たり、その話を聞いたり、本書のような書籍を読むことで少し理解できるのではないかと思う。筆者も年齢的にその域に達したと、本書の中に記載がある。そして、同じ姿勢を続けていて凝り固まった腕や足に、まるで自転車のギアに潤滑油を注すように、何か回復させる手立てがないものかと思案している。私たちは誰しも老化を免れ得ないが、本書で紹介されているように、筆者の言う潤滑油のような働きをもつものはこれまでにも報告があり、運動や栄養改善のように今すぐ実行できる内容のものもあれば、今後一般にも利用できそうな実用性の高い成分もある。高齢社会の将来にも、明るい兆しが見えてきたようである。現在の日本のような超高齢社会の中では、さまざまな年齢層の人々がお互いを理解し合って社会を支える必要性がさらに大きくなっていると感じる。本書がさまざまな年齢層の方々に生物、特にヒトの老化について考える一助となれば幸いである。

ここで、原書が発行された２０１９年から少し年数が経過していることから、その後の老化研究や最近のトピックについて、このページを借りて一部をご紹介しようと思う。本書を読んで、さらに最近の老化研究の状況に興味をもっていただけた読者の方には、次のような参考文献をお薦めしたい。

・Gasek NS, et al. Strategies for Targeting Senescent Cells in Human Disease. *Nat Aging.* 2021; 1(10): 870-879. 本書の第４章で取り上げられている「セノリティクスとして知られる老化細胞除去薬」に関する最新の知見等をまとめた総説。例えば、ダサチニブ（Ｓｒｃチロシンキナーゼ阻害剤）とケルセチン（植物に含まれるフラボノイドの一種）の組み合せや、ＢＣＬ－２ファミリー阻害剤などが有効とされ、一部は海外で臨床試験も行われている。

・Johmura Y, et al. Senolysis by glutaminolysis inhibition ameliorates various age-associated disorders. *Science*. 2021; 371(6526): 265-270.　マウス老化細胞における細胞内アシドーシスは、内在性グルタミナーゼ１によるアンモニア産生によって中和されていることが判明。したがって、グルタミナーゼ１阻害剤は、新規の老化細胞除去薬として有望視されている。

・Suda M, et al. Senolytic vaccination improves normal and pathological age-related phenotypes and increases lifespan in progeroid mice. *Nat Aging*. 2021; 1(12): 1117-1126.　高齢者の血管内皮細胞における転写産物を解析した結果、膜貫通糖タンパク質の一種が増加していることが判明し、そのワクチンを作製したところ、早老症マウスの老化細胞除去に有効であった。

・今井眞一郎（瀬川茂子構成）『開かれたパンドラの箱：老化・寿命研究の最前線』（朝日新聞出版、２０２１年）。本書の第15章「血液中の何か？」でも取り上げられている、老齢と若齢の動物同士の循環器系をつなぎ合わせたパラバイオーシス実験で、老齢個体を若返らせる成分の候補について解説されている。

・ニール・バルジライ、トニ・ロビーノ（牛原眞弓訳）『SUPER AGERS：老化は治療できる』（ＣＣＣメディアハウス、２０２１年）。本書の第7章で取り上げられている、米国内のアシュケナージ系ユダヤ人における百寿者を対象とした興味深い研究結果や、第21章にある

ＴＡＭＥ研究について解説されている。

・Travis J. Latest Alzheimer's antibody is 'not a miracle drug.' *Science*. 2023; 380(6645): 571.　米国の製薬会社イーライリリーが開発したアルツハイマー病の新規治療薬ドナネマブの臨床試験で、認知機能低下を遅らせる結果が得られたが、脳浮腫や脳出血のような重篤な副作用を生じる場合もあったという報告に関する記事。

最後に、本書の刊行にあたり、大東文化大学の杉森裕樹先生には出版社（大修館書店）のご紹介をいただき、東海大学の石井直明先生にも監訳をご快諾いただき、さらに同大学の安田佳代先生、宮沢正樹先生にも翻訳作業に多大なるご協力をいただいた。また、大修館書店の笠倉典和氏には、原書の英語での独特な表現や英単語のニュアンスにも重点を置いた上で、丁寧に和訳原稿を精査いただき、科学の専門家ではない一般の人にも理解し易い表現の徹底に努めていただいた。本書の刊行は、これらの方々のご尽力なくしては成し遂げられず、この場をお借りして、改めて心からのお礼を申し上げる。

２０２３年　８月

監訳者を代表して　　簗瀬澄乃

betic controls, *Diabetes, Obesity and Metabolism* 16: 1165-1173 (2014). 以下参照: www.gwern.net/docs/longevity/2014-bannister.pdf.

TAME研究に関する情報は多くの情報源から得たが、重要なものは、以下の学術雑誌の論文である。Nir Barzilai, Jill P. Cradall, Stephen B. Kritchevsky and Mark A. Espeland, Metformin as a tool to target aging, *Cell Metabolism* 23: 1060-1065 (2016). 以下参照: www.cell.com/cellmetabolism/pdf/S1550-4131(16)30229-7.pdf.

ヘルス・スパンキャンペーンの2015年3月号ニュースレターに掲載されたニール・バルジライのインタビュー記事は、以下から入手可: www.healthspancampaign.org/2015/04/28/dr-nir-barzilai-onthe-tame-study.

そして、ニール・バルジライが2017年8月29日に書いたTEDMEDブログ、「メトホルミンとTAME試験：魔法の薬か記念碑的なツールか？」は、以下参照: blog.tedmed.com/metformin-tame-trial-magic-pill-monumental-tool.

therapeutic program, *Aging (Albany, NY)* 6(9): 707-717 (2014). 以下参照: www.ncbi.nlm.nih.gov/pmc/articles/PMC4221920.

第21章　老化研究——研究室から私たちの生活へ

レスベラトロール研究の情報は、以下の記事より引用: Richard Faragher, Lizzy Ostler and Lorna Harries, Compound found in berries and red wine can rejuvenate cells, suggests new study（2017年11月14日に *The Conversation* で配信された記事）. 以下参照: theconversation.com/compoundfound-in-berries-and-red-wine-can-rejuvenate-cellssuggests-new-study-86945.

その研究に関する引用は、エクセター大学のプレスリリースより引用: Old human cells rejuvenated in breakthrough discovery on ageing. 以下参照: www.exeter.ac.uk/news/featurednews/title_620529_en.html.

王立薬剤師会の数字は、以下の論文より引用: Ingrid Torjesen, Drug development: the journey of a medicine from lab to shelf（2015年5月12日に *The Pharmaceutical Journal* に掲載された記事）. 以下参照: www.pharmaceutical-journal.com/publications/tomorrows-pharmacist/drug-development-thejourney-of-a-medicine-from-lab-to-shelf/20068196.article.

米国における同様の情報は、以下より引用: The Drug Development and Approval Process（FDAReview.orgによって作成されたレポートおよび独立した研究機関のプロジェクト）. 以下参照: www.fdareview.org/03_drug_development.php.

医薬品の転用に関する主な情報源は、以下の論文から引用: Ted T. Ashburn and Karl B. Thor, Drug repositioning: identifying and developing new uses for existing drugs, *Nature Reviews* 3: 673-683 (2004). 以下参照: www.nature.com/articles/nrd1468.

それから、以下の論文から引用: Anna Azvolinsky,, Repurposing Existing Drugs for New Indications（2017年1月1日に *The Scientist* に掲載された記事）. 以下参照: www.the-scientist.com/?articles.view/articleNo/47744/title/Repurposing-Existing-Drugs-for-New-Indications.

私自身のインタビューに加え、ニール・バルジライの経歴、考え方、研究へのこだわり、そしてTAME研究の背景を知るための豊富な情報源となったのは、以下の特集記事。Stephen S. Hall, The man who wants to beat back aging（2015年9月16日に *Science* magazineに掲載された記事）. 以下参照: www.sciencemag.org/news/2015/09/feature-manwho-wants-beat-back-aging.

英国のメトホルミン試験に関する情報は、以下の原著論文より引用: C. A. Bannister et al., Can people with type2 diabetes live longer than those without? A comparison of mortality in people initiated with metformin or sulphonylurea monotherapy and matched, non-dia-

本章に関するその他の重要な情報源として、以下から引用：
The Terrifying Truth About Air Pollution and Dementia（2015年6月24日に*Mother Jones*に掲載された記事）．以下参照：www.motherjones.com/environment/2015/06/air-pollution-dementia-alzheimers-brain.
Emily Underwood, The Polluted Brain（2017年1月26日に*Science* magazineに掲載された記事）．以下参照：science.sciencemag.org/content/355/6323/342.
Caleb Finch and Jiu Chiuan Chen, This is the link between air pollution and dementia（2017年3月6日に掲載された*The Conversation*との共同作業による世界経済フォーラムの記事）．以下参照：www.weforum.org/agenda/2017/03/this-is-the-link-between-air-pollution-anddementia.
Janine K. Cataldo, Judith J. Prochaska and Stanton A. Glantz, Cigarette smoking is a risk factor for Alzheimer's disease: An analysis controlling for tobacco industry affiliation, *Journal of Alzheimers Disease* 19(2): 465-480 (2010). 以下参照：www.ncbi.nlm.nih.gov/pmc/articles/PMC2906761.
メキシコの犬の研究については、以下の論文を参考にした。Lilian Calder6n-Garciduenas et al., DNA damage in nasal and brain tissues of canines exposed to air pollutants is associated with evidence of chronic brain inflammation and neurodegeneration, *Toxicologic Pathology* 31: 524-538 (2003). 以下参照：journals.sagepub.com/doi/abs/10.1080/01926230390226645.
本章におけるデール・ブレデセンについては、以下の資料から引用：Chris Kresser, RHR: Prevention and Treatment of Alzheimer's from a Functional Perspective With Dr. Dale Bredesen（2016年7月14日に*Revolution Health Radio*でのインタビュー記事）．以下から入手可：chriskresser.com/prevention-and-treatment-of-alzheimers-from-a-functionalperspective-with-dr-dale-bredesen.

第20章　病気ではなく、人を診る

コロンビアの家族性アルツハイマーに関する重要な情報源として、以下から引用：Pam Belluck, New Drug Trial Seeks to Stop Alzheimer's Before It Starts（2012年5月15日に*The New York Times*に掲載された記事）．以下参照：www.nytimes.com/2012/05/16/health/research/prevention-is-goalof-alzheimers-drug-trial.html.
デール・ブレデセンのアルツハイマー病治療に対する考え方については、私がインタビューした以外に、次のような情報源から得たものである。Dale Bredesen, Reversing Alzheimer's Disease（2016年11月17日にthe Silicon Valley Health Instituteにおいて配信された講演）．以下参照：www.youtube.com/watch?v=6D5aA_-3Ip8&t=156s.
それから、以下の資料からの引用：Dale E. Bredesen, Reversal of cognitive decline: a novel

(2014年4月14日に*Science Daily*に掲載された記事). 以下参照: www.sciencedaily.com/releases/2014/04/140414191451.htm.

ロバート・フィンによる以下の報告からの引用: Neuroscience Meeting To Feature Feisty Debate On Alzheimer's Etiology' from the annual meeting of the Society for Neuroscience (1995年10月16日に*The Scientist*に掲載された記事). さらに、アレン・ローゼスについていろいろな情報を提供された。以下参照: www.the-scientist.com/?articles.view/articleNo/17606/title/Neuroscience-Meeting-To-Feature-Feisty-Debate-On-Alzheimer-s-Etiology.

APOEe4とTOMM40の関係については、南カリフォルニア大学の以下のニュースリリースを参考にした。Is the Alzheimer's gene the ring leader or the sidekick? (2017年9月14日に*EurekAlert!*に掲載された記事). 以下参照: www.eurekalert.org/pub_releases/2017-09/uoscit091417.php

双生児研究に関する情報源として、以下の論文から引用: Margaret Gatz, Chandra A. Reynolds, Laura Fratiglioni, Boo Johansson, James A. Mortimer, Stig Berg, Amy Fiske and Nancy L. Pedersen, Role of genes and environments for explaining Alzheimer disease, *Archives of General Psychiatry* 63: 168-174 (2006). 以下参照: jamanetwork.com/journals/jamapsychiatry/fullarticle/209307.

第19章　それは環境なのだ、愚か者よ

カレブ・フィンチへのインタビュー以外にも、プロフィール記事に役立つ個人情報が書かれていた。Ingfei Chen, Listening to the Song of Senescence (2003年2月5日に*Science* magazineに掲載された記事). 以下参照: www.sciencemag.org/careers/2003/02/listening-song-senescence.

チマネ族の研究については、以下の学術雑誌の論文を参考にした。Hillard Kaplan et al.,Coronary atherosclerosis in indigenous South American Tsimane: a cross-sectional cohort study, *The Lancet* 389: 1730-1739 (2017). 以下参照: www.ncbi.nlm.nih.gov/pubmed/28320601.

それから、以下の論文から引用: Benjamin C. Trumble, Jonathan Stieglitz, Aaron D. Blackwell, Hooman Allayee, Bret Beheim, Caleb E. Finch, Michael Gurven and Hillard Kaplan, Apolipoprotein E4 is associated with improved cognitive function in Amazonian forager-horticulturalists with a high parasite burden, *FASEB Journal* 31(4): 1508-1515 (2017). 以下参照: www.ncbi.nlm.nih.gov/pmc/articles/PMC5349792.

そして、以下の特集論文から引用: Pagan Kennedy, An Ancient Cure for Alzheimer's? (2017年7月14日に*The New York Times*に掲載された記事). 以下参照: www.nytimes.com/2017/07/14/opinion/sun-day/alzheimers-cure-south-america.html.

第17章　アルツハイマー病——先導する家族

本章では、ジョン・ジェニングスへのロングインタビューに加え、ロンドン大学の認知症教育・研修プログラムのウェブサイトに掲載されている、キャロル・ジェニングスのビデオインタビューを参考にした。*Future Learn*, in the category 'The Many Faces of Dementia'. 以下参照：www.futurelearn.com/courses/faces-of-dementia/0/steps/12922.

前章と同様に、本章に関する豊富な情報源として、以下から引用：John Hardy, A hundred years of Alzheimer's disease research, *Neuron* 52(1): 3-13 (2006). 以下参照：www.cell.com/neuron/fulltext/S0896-6273(06)00723-9.

シスター・メアリーと彼女のアミロイドが詰まった脳の謎については、以下の資料を参考にした。David A. Snowdon, Aging and Alzheimer's disease: lessons from the Nun Study, *The Gerontologist* 37(2): 150-156 (1997). 以下参照：academic.oup.com/gerontologist/article/37/2/150/616995.

第18章　アルツハイマー病——アミロイドへの挑戦

アレン・ローゼスの個人的な生活については、以下の優れた死亡記事を参考にした。Sam Roberts, Allen Roses, Who Upset Common Wisdom on Cause of Alzheimer's, Dies at 73（2016年10月5日 *New York Times* に掲載された記事）. 以下参照：www.nytimes.com/2016/10/06/science/allenroses-who-upset-common-wisdom-on-cause-ofalzheimersdies-at-73.html、そして、以下の死亡記事：Alison Snyder, The obituary by Alison Snyder, *The Lancet* 388: 2232 (2016). 以下参照：www.thelancet.com/pdfs/journals/lancet/PIISO140-6736(16)32081-5.pdf.

本章に関する重要な情報源として、以下の特集報道から引用：Laura Spinney, Alzheimer's disease: the forgetting gene, *Nature* 510(7503): 26-28 (2014). 以下参照：www.nature.com/news/alzheimer-s-disease-the-forgetting-gene-1.15342.

その他の重要な情報源として、以下の論文から引用：Takahisa Kanekiyo, Huaxi Xu and Guojun Bu, ApoE and A-beta in Alzheimer's disease: accidental encounters or partners?, *Neuron* 81(4): 740-754 (2014). 以下参照：www.ncbi.nlm.nih.gov/pmc/articles/PMC3983361.

APOE の影響における性差については、以下の論文を参考にした。Andre Altmann, Lu Tian, Victor W. Henderson and Michael D. Greicius, Sex modifies the APOE-related risk of developing Alzheimer's disease, *Annals of Neurology* 75(4): 563-573 (2014). 以下参照：www.ncbi.nlm.nih.gov/pmc/articles/PMC4117990.

また、スタンフォード大学メディカルセンターからの以下のニュースリリースより引用：Gene variant puts women at higher risk of Alzheimer's than it does men, study finds

照 : www.ted.com/talks/tony_wyss_coray_how_young_blood_might_help_reverse_aging_yes_really.

それから、以下の報告書から引用 : Alison Abbott, Infusions of young blood tested in patients with dementia（2017年11月3日に *Nature News* に掲載された記事）. 以下参照 : www.nature.com/news/infusions-of-young-blood-tested-in-patients-withdementia-1.22930.

そして、カリフォルニア大学バークレー校における以下のプレスリリースから引用 : Young blood does not reverse aging in old mice（2006年11月22日に *Science Daily* に掲載された記事）. 以下参照 : www.sciencedaily.com/releases/2016/11/161122123102.htm.

パラバイオーシスに関する脚注の情報は、以下から引用 : Paniz Kamran, Konstantina-Ioanna Sereti, Peng Zhao, Shah R. Ali, Irving L. Weissman and Reza Ardehali, Parabiosis in mice: a detailed protocol, the *Journal of Visualized Experiments* 80: 50556 (2013). 以下参照 : www.ncbi.nlm.nih.gov/pmc/articles/PMC3938334.

第16章　壊れた脳

本章に関する豊富な情報源として、以下から引用 : John Hardy, A hundred years of Alzheimer's disease research, *Neuron* 52(1): 3-13 (2006). 以下参照. www.cell.com/neuron/fulltext/S0896-6273(06)00723-9.

それから、以下の論文から引用 : Konrad Maurer, Stephan Volk and Hector Gerbaldo, Auguste D and Alzheimer's disease, *The Lancet* 349: 1546-1549 (1997). 以下参照 : www.thelancet.com/journals/lancet/article/PIIS0140-6736(96)10203-8/fulltext.

歴史的な情報に関する情報源として、以下の書籍から引用 : Peter J. Whitehouse, Konrad Maurer and Jesse F. Ballenger, *Concepts of Alzheimer Disease: Biological, Clinical, and Cultural Perspectives* (Johns Hopkins University Press, Baltimore, 2003).

その他の重要な情報源として、以下から引用 :

Claude M. Wischik, The obituary to Martin Roth（2006年10月18日に *The Independent* newspaper に掲載された記事）. 以下参照 : www.independent.co.uk/news/obituaries/professorsir-martin-roth-420652.html.

The obituary "Father of AD Neuropathology" Sir Bernard Tomlinson dies at 96（2017年6月16日に *Alzforum* に掲載された記事）. 以下参照 : www.alzforum.org/news/community-news/father-ad-neuropathology-sir-bernard-tomlinson-dies-96.

アルヴィド・カールソンと神経科学界の緊張関係については、2000年12月にノーベル委員会で行われたカールソンの講演（ノーベル財団のアーカイブ）を参考にした。以下参照 : www.nobelprize.org/nobel_prizes/medicine/laureates/2000/carlsson-lecture.html.

それから、山中伸弥のグループの以下の論文から引用：
K. Takahashi and S. Yamanaka, Induction of pluripotent stem cells from mouse embryonic and adult fibroblast cultures by defined factors, *Cell* 126(4): 663-676 (2006).
Kazutoshi Takahashi, Koji Tanabe, Mari Ohnuki, Megumi Narita, Tomoko Ichisaka, Kiichiro Tomoda and Shinya Yamanaka, Induction of pluripotent stem cells from adult human fibroblasts by defined factors, *Cell* 131: 861-872 (2007). 以下参照：www.cell.com/cell/pdf/S0092-8674(07)01471-7.pdf.
ファン・カルロス・イズピスア・ベルモンテと彼の研究については、以下の資料を参考にした。Usha Lee Mcfarling, The creator of the pig-human chimera keeps proving other scientists wrong（2017年8月7日にthe online health-orientated news website *STAT*に掲載された記事）．以下参照：www.statnews.com/2017/08/07/pig-human-chimera-izpisua-belmonte.
そして、イズピスア・ベルモンテのグループの以下の原著論文から引用：Alejandro Ocampo et al., In vivo amelioration of age-associated hallmarks by partial reprogramming, *Cell* 167: 1719-1733 (2016). 以下参照：www.ncbi.nlm.nih.gov/pmc/articles/PMC5679279.
彼らの論文に関するプレスリリースは、以下から入手可：www.salk.edu/news-release/turning-back-time-salk-scientists-reversesigns-aging.
ヘンドリック・ヴァン・アンデル・シッパーに関する情報は、主に以下の2つの情報源から得た。Andy Coghlan, Blood of world's oldest woman hints at limits of life（2014年4月23日に*New Scientist* magazineに掲載された記事）．以下参照：www.newscientist.com/article/dn25458-blood-of-worlds-oldest-woman-hints-at-limitsof-life.
それから、Jef Akst, In Old Blood（2014年8月1日に*The Scientist*に掲載された記事）．以下参照：www.the-scientist.com/?articles.view/articleNo/40567/title/In-Old-Blood.

第15章　血液中の何か？

パラバイオーシスの背景情報については、以下の論文を大いに参考にした。Michael J. Conboy, Irina M. Conboy and Thomas A. Rando, Heterochronic parabiosis: historical perspective and methodological considerations for studies of aging and longevity, *Aging Cell* 12(3): 525-530 (2013). 以下参照：www.ncbi.nlm.nih.gov/pmc/articles/PMC4072458.
その他、有用な情報源として以下から引用：Megan Scudellari, Ageing research: Blood to blood（2015年1月21日に*Nature News*に掲載された記事）．以下参照：www.nature.com/news/ageing-research-blood-to-blood-1.16762.
トニー・ワイス－コレイのTED Global におけるすばらしい講演も参考にした。以下参照:How young blood might help reverse aging. Yes, really（2015年6月配信）．以下参

Bajillan, Alan L. Landay and Kevin P. High, Is HIV a model of accelerated or accentuated aging?, *Journals of Gerontology: Series A, Biological Sciences and Medical Sciences* 69(7): 833-842 (2014). 以下参照: www.ncbi.nlm.nih.gov/pubmed/24158766.

歴史的内容に関する有用な情報源は、以下から引用: *AIDS: Images of the Epidemic*（1994年に出版された the World Health Organization による記事。ISBN 9241561637）.

SMART 試験に関する情報は、以下から引用: The Strategies for Management of Antiretroviral Therapy (SMART) Study Group, CD4^{+} count-guided interruption of antiretroviral treatment, *New England Journal of Medicine* 355: 2283-2296 (2006). 以下参照: www.nejm.org/doi/full/10.1056/eNEJMoa062360.

START 試験に関する情報は、以下から引用: The INSIGHT START Study Group, Initiation of antiretroviral therapy in early asymptomatic HIV infection, *New England Journal of Medicine* 373: 795-807 (2015). 以下参照: https:// www.nejm.org/doi/full/10.1056/eNEJMoa1506816.

第13章　エピジェネティクスとクロノロジー——時間がもつ２つの顔

スティーブ・ホーバスのエピジェネティック・クロックに関する重要な情報源は、彼の原著論文である。Steve Horvath, DNA methylation age of human tissues and cell types, *Genome Biology* 14(10): R115 (2013). 以下から入手可: www.ncbi.nlm.nih.gov/pmc/articles/PMC4015143.

そして、以下の特集記事から引用: W. Wayt Gibbs, Biomarkers and ageing: The clockwatcher,（2014年4月8日 *Nature* に掲載された記事）. 以下参照: www.nature.com/news/biomarkers-andageing-the-clock-watcher-1.15014.

ヴォルフ・ライクおよびオリバー・ステーグルによるマウスのエピジェネティック・クロックに関する背景情報は、彼らの特集記事を参考にした。How epigenetics may help us slow down the ageing clock（2017年5月10日に *The Conversation* に掲載された記事）. 以下参照: www.theconversation.com/how-epigenetics-may-help-us-slowdown-the-ageing-clock-76878.

第14章　幹細胞——基本に戻る

2012年に生理学・医学賞を受賞した山中伸弥について、ノーベル財団のアーカイブは豊富な情報源であった。以下参照: www.nobelprize.org/nobel_prizes/medicine/laureates/2012/yamanaka-bio.html.32

また、本章に関する豊富な情報源として、以下のニュースの特集記事から引用: Megan Scudellari, How iPS cells changed the world（2016年6月15日に *Nature* に掲載された記事）. 以下参照: www.nature.com/news/how-ips-cells-changed-the-world-1.20079.

com/200405-03/news/0405030078_l_dr-roy-walford-diet-span, および the *Los Angeles Times*: articles.latimes.com/2004/may/0l/local/me-walfordl.

Roy L. Walford, R. Bechtel, T. MacCullum, D. E. Paglia and L. J. Weber, "Biospheric Medicine" as viewed from the two-year first closure of Biosphere 2, *Aviation Space Environmental Medicine* 67: 609-617 (1996).

Peter Bowes, Can extreme calorie counting make you live longer?（2013年2月11日に *BBC News* に掲載された記事）. 以下参照: www.bbc.co.uk/news/magazine-21125016.

2016年8月にスウェーデンのヨーテボリで開催されたMolecular Frontiers Symposiumで行われたリンダ・パートリッジの「栄養感知シグナルを操作して、老化時の健康状態を改善する」と題した講演は、以下参照: www.youtube.com/watch?vecJhiNNyXBCO.

第9章　免疫システム――最初の応答者

本章に関する重要な情報源として、以下から引用:

Claudio Franceschi and Judith Campisi, Chronic inflammation (inflammaging) and its potential contribution to age-associated diseases, *The Journals of Gerontology: Series A* 69(Suppl 1): S4-S9 (2014). 以下参照: doi.org/10.1093/gerona/glu057.

Craig Jenne and Paul Kubes, Virus-induced NETs - critical component of host defense or pathogenic mediator?, *PLOS Pathogens* 11(1): e1004546 (2015). 以下参照: journals.plos.org/plospathogens/article?id=l0.1371/journal. ppat.1004546.

第10章　免疫システム――スペシャリストが引き継ぐ

本章に関する豊富な情報源と引用は、2014年1月15日にカリフォルニアのSENS研究財団で行われたヤンコ・ニコリッチ・ズギッチの講演「免疫系の老化」からである。以下参照: www.youtube.com/watch?v=VVbGGA7ze1c.

第11章　微生物たちの反撃

ヤンコ・ニコリッチ・ズギッチへのインタビューの他、本章に関する情報の多くは以下の論文から引用した。J. Nikolich-Zugich, F. Goodrum, K. Knox, and M. J. Smithey, Known unknowns: how might the persistent herpesvirome shape immunity and aging?, *Current Opinion in Immunology* 48: 23-30 (2017). 以下参照: www.ncbi.nlm.nih.gov/pubmed/28780492.

第12章　HIV / AIDS（エイズ）――泣きっ面に蜂

本章に関する有用な情報源として、以下の総説論文から引用: Sophia Pathai, Hendren

the *Philosophical Transactions of the Royal Society* B 366: 9-16 (2011). 以下参照: rstb.royalsocietypublishing.org/content/366/1561/9.

Bradley Willcox et al., FOXO3A genotype is strongly associated with human longevity, the *Proceedings of the National Academy of Sciences* 105(37): 13987-13992 (2008). 以下参照: www.ncbi.nlm.nih.gov/pmc/articles/PMC2544566.

Rute Martins, Gordon J. Lithgow and Wolfgang Link, Long live FOXO: unraveling the role of FOXO proteins in aging and longevity, *Aging Cell* 15(2): 196-207 (2016). 以下参照: www.ncbi.nlm.nih.gov/pmc/articles/PMC4783344.

D. J. Clancy, D. Gems, L. G. Harshman, S. Oldham, H. Stocker, E. Hafen, S. J. Leevers and L. Partridge, Extension of life-span by loss of CHICO, a *Drosophila* insulin receptor substrate protein', *Science* 292: 104-106 (2001). 以下参照: pdfs.semanticscholar.org/lfe7/57bae7bf7c56e605e336896661728c86c5f7.pdf.

ボストングループの超高齢者研究に関する情報は、以下の論文から引用: Stacy L. Andersen, Paola Sebastiani, Daniel A. Dworkis, Lori Feldman and Thomas T. Perls, Health span approximates life span among many supercentenarians: compression of morbidity at the approximate limit of life span, *Journals of Gerontology: Series A, Biological Sciences and Medical Sciences* 67A(4): 395-405 (2012).

2014年8月に行われたThe Naked Scientist のポッドキャストでのキャット・アーニーによるデビッド・ジェムスへのインタビューは、以下を参照: www.thenakedscientists.com/articles/interviews/prof-david-gems-healthy-ageing

リンダ・パートリッジとデビッド・ジェムスは、「機能亢進説」についての考えを以下の論文で発表している。David Gems and Linda Partridge, Genetics of longevity in model organisms: debates and paradigm shifts, *Annual Review of Physiology* 75: 621-644 (2013). 以下参照: www.ucl.ac.uk/~ucbtdag/Gems_2013.pdf.

第8章　少食で長生き？

本章に関する重要な情報源として、以下から引用:

Roger B. McDonald and Jon J. Ramsey, Honoring Clive McCay and 75 years of calorie restriction research, *The Journal of Nutrition* 140(7): 1205-1210 (2010). 以下参照: www. ncbi.nlm.nih.gov/pmc/articles/PMC2884327.

William Hansel, Clive McCay: a man before his time', *Endocrinology & Metabolic Syndrome* 5(3): 236 (2016). 以下参照: www.omicsonline.org/open-access/clivem-gov/pubmed/28780492.

ロイ・ウォルフォードの追悼記事で、特に参考になるのは以下参照：*The Independent* newspaper, UK: www.independent.eo.uk/news/world/americas/diet-guru-who-tried-tolive for-ever-bequeaths-spartan-regime-58978.html, the *Chicago Tribune*: articles.chicagotribune.

会でのリチャード・ファラガーのプレゼンテーションである。彼の講演のタイトルは、Live longer, live well -seize the day! で、European Dana Alliance for the BrainおよびU3A（第三世代大学）が共同開催するSuccessful Ageing Programmeの一環として行われた。以下参照: www.youtube.com/watch?v=_prg77TVOQQ.
マクシミナ・ユンのサンショウウオに関する情報は、主に彼女の研究論文から引用: Hongorzul Davaapil, Jeremy P. Brockes and Maximina H. Yun, Conserved and novel functions of programmed cellular senescence during vertebrate development, *Development* 144(1): 106-114 (2017). 以下参照: www.ncbi.nlm.nih.gov/pubmed/27888193.

第６章　ミンという名の貝とその他のモデル生物たち

本章におけるショウジョウバエに関する重要な資料となったのは、1933年にトーマス・ハント・モーガンに生理学・医学賞を授与したノーベル財団のアーカイブである。以下参照: www.nobelprize.org/nobel_prizes/medicine/laureates/1933/morgan-article.html.
J. V. チャマレーによる優れた特集記事: Modern Biology Began in the New York "Fly Room"（2016年3月18日に掲載されたForbes magazineの記事）. 以下参照: www.forbes.com/sites/jvchamary/2016/03/18/the-fly-room/#2ff6909c306d.
そして、'Fruit flies in the laboratory'（*YourGenome*によるYG Topics内で公開）. 以下から入手可: www.yourgenome.org/stories/fruitflies-in-the-laboratory.
*C. elegans*とそれを最初に研究した科学者に関する情報は、アンドリュー・ブラウンによるこの小さな生き物の優れた「伝記」を参考にした。Andrew Brown, *In the Beginning Was the Worm: Finding the Secrets of Life in a Tiny Hermaphrodite* (Simon & Schuster, 2003).

第７章　それは遺伝子の中にある

本章に関する重要な情報源として、以下から引用:
Bill O'Neill, In Methuselah's Mould, *PLOS Biology* 2(1): e12 (2004). 以下参照: doi.org/10.1371/journal.pbio.0020012.
Michael J. Klass, A method for the isolation of longevity mutants in the nematode *Caenorhabditis elegans* and initial results, *Mechanisms of Ageing and Development* 22(3-4): 279-286 (1983).
Thomas Johnson, A personal retrospective on the genetics of aging, *Biogerontology*3: 7-12 (2002). 以下のリンク参照: springer.com/article/10.1023%2FA%3A1015270322517
2011年7月にTED Globalで行われたシンシア・ケニヨンの講演「長生きを暗示する実験」は、以下参照: www.ted. com/talks/cynthia_kenyon_experiments_that_hint_of_longer_lives.
Cynthia Kenyon, The first long-lived mutants: discovery of the insulin/IGF-1 pathway for ageing,

ries/weismann_programmed_death.html.

Aristotle On Old Age（カミーロ・ディ・シッコ教授による2008年4月26日記載のブログ記事）は、以下から入手可：www.science20.com/scientist/blog/aristotle_old_age-27964.

Vladimir Skulachev, Alexander V Bogachev and Felix O. Kasparinsky, *Principles of Bioenergetics* (Springer, 2013).

第２章　磨耗や損傷（擦り切れ）とは？

フリーラジカルに関する重要な情報源として、以下から引用：Jessica Hamzelou, "Heavy" fat -the secret to eternal youth?（2015年5月16日に*New Scientist*に掲載された記事）.

最後に引用したデビット・ジェムズとライアン・ドゥーナンによる総説論文：David Gems and Ryan Doonan, Antioxidant defense and aging in *C. elegans, Cell Cycle* 8(11): 1681-1687 (2009). 以下から入手可：www.ncbi.nlm.nih.gov/pubmed/19411855.

第３章　テロメア――細胞の寿命を計る

本章、そしてレナード・ヘイフリックの逸話を知る上で重要な資料として、以下の書籍から引用：Stephen S. Hall, *Merchants of Immortality* (Houghton Mifflin Company, New York, 2003).

ヘイフリックの論文に対するペイトン・ラウス編集長からの掲載拒否の手紙の原文は、以下を参照：www.michaelwest.org/aging-under-glass.htm.

本章のもう1つの重要な資料として、1983年にバーバラ・マクリントックにノーベル生理学・医学賞を授与したノーベル財団のアーカイブ：www.nobelprize.org/nobel_prizes/medicine/laureates/1983、そして2009年に同賞を受賞したエリザベス・ブラックバーンのアーカイブ：www. nobelprize.org/nobel_prizes/medicine/laureates/2009.

ブラックバーンについて追加の引用：Linda Marsa, Scientist of the Year Notable: Elizabeth Blackburn（2007年12月6日に掲載された*Discover magazine*の記事）. 以下参照：www.discovermagazine.com/2007/dec/blackburn.

また、彼女のYouTubeでの*iBiology*との対談からも引用した。以下参照：www.youtube.com/watch?v=0zfpfD_ILF0.

Lenny Guarente, *Ageless Quest* (Cold Spring Harbor Laboratory Press, New York,2003).

マイケル・ウエストは、以下にて彼の物語を語っている。*The Translational Scientist* magazine（2016年11月掲載の記事）. 以下参照：www.thetranslationalscientist.com/issues/0816/lessons-ive-learned-with-michael-west.32

第４章　細胞老化――機能が低下してもなくなるわけではない

本章に関する重要な資料となったのは、2016年6月7日にロンドンで開催された王立協

参考文献

本書の執筆にあたり、私は科学者やその研究に関する書籍、雑誌、マルチメディア・プレゼンテーションから、情報、洞察、アイデアを得るために、豊富な資料を活用した。ここでは、各章の主要な資料のみをリストアップしている。個々の章だけでなく、本書全体の議論に関連することが判明したものは、以下の通りである。

Bryan Appleyard, *How to Live Forever or Die Trying* (Simon & Schuster, London, 2007).

Stephen N. Austad, *Why We Age: What Science Is Discovering about the Body's Journey through Life* (John Wiley & Sons Ltd, New York, 1997).

Lenny Guarente, *Ageless Quest* (Cold Spring Harbor Laboratory Press, New York,2003).

Stephen S. Hall, *Merchants of Immortality* (Houghton Mifflin Company, New York, 2003).

Tom Kirkwood, *Time of Our Lives* (Weidenfeld & Nicholson, London, 1999).

Sally Magnusson, *Where the Memories Go* (Hodder & Stoughton Ltd, London, 2014).

S. Jay Olshansky and Bruce A. Carnes, *The Quest for Immortality: Science at the Frontiers of Aging* (W. W. Norton & Co., New York, 2001).

Richard F. Walker, *Why We Age: Insight into the Cause of Growing Old* (Dove Medical Press, 2013).

序文

エゼキエル・エマニュエルによる書籍からの引用: Why I hope to die at 75（2014年10月に *The Atranthic* から出版）. 以下参照: www. theatlantic.com/magazine/archive/2014/10/why-i-hopeto-die-at-75/379329.

NHSの医師についての引用: *New Scientist* magazine（2017年12月16日に掲載されたコメント記事）.

第１章　老化とは何か？

本章の冒頭のパラグラフは、以下の書籍から引用: Richard F. Walker, *Why We Age: Insight into the Cause of Growing Old* (Dove Medical Press, 2013).

老化の特徴に関しては、以下から引用: Carlos Lopez-Otin, Maria A. Blasco, Linda Partridge, Manuel Serrano and Guido Kroemer, The Hallmarks of Aging, *Cell* 153: 1194-1217 (2013). 以下参照: www.cell.com/fulltext/S0092-8674%2813%2900645-4.

老化理論の歴史については、以下のような多くの資料を参照:

The online Medicine Encyclopedia, Evolution of Aging Antagonistic Pleiotropy Theory Of Aging ("Pay Later" Theory). 以下から入手可: medicinejrank.org/pages/609/Evolution-Aging-Antagonistic-pleiotropy-theory-agingpay-later-theory.html.

Weismann's Programmed Death Theory. 以下から入手可: www.programmed-aging.org/theo

索　引

＜著者紹介＞

スー・アームストロング（Sue Armstrong）

科学、健康、発育や発達問題を専門とするライターであり、放送作家でもある。ニューサイエンティスト誌、世界保健機関（WHO）、国連合同エイズ計画（UNAIDS）など、様々な出版物や読者に向けて執筆し、BBCラジオ4やBBCワールドサービスでは、科学やその他のトピックに関する多くの番組に携わってきた。前著は『p53: The Gene that Cracked the Cancer Code』（Bloomsbury Sigma）で、英国医師会（BMA）ブックアワードの最終候補に選ばれている。

＜監訳者紹介＞

簗瀬澄乃（やなせ・すみの）

大東文化大学 スポーツ・健康科学部健康科学科 教授。博士（医学）。
東海大学理学部化学科卒業、横浜市立大学大学院総合理学研究科修士課程修了。神奈川県立衛生短期大学助手等を経てから現職。本書第7章に登場する線虫の長寿命変異体*age-1*を単離したコロラド大学トム・ジョンソン博士の研究室への留学経験がある。専門は、分子生物学、基礎老化科学。

石井直明（いしい・なおあき）

東海大学 名誉教授。医学博士。
東海大学工学部応用理学科原子力工学専攻卒業。東海大学医学部教授、同大学健康学部特任教授を経て、現職。本書第6章にも出てくるモデル生物線虫を用いて、世界で初めて老化と活性酸素との関係を分子遺伝学的に証明（Nature 1998）。トム・ジョンソン博士とも懇意である。専門は老化学、分子生物学、健康医科学。

杉森裕樹（すぎもり・ひろき）

大東文化大学 スポーツ・健康科学部看護学科 教授。医師、博士（医学）。

北海道大学医学部卒業後、東京女子医科大学血液内科、聖マリアンナ医科大学予防医学講師を経て、2018年より現職。日本人間ドック学会理事、日本健康栄養システム学会理事。

『新装版 医学探偵ジョン・スノウ―コレラとブロードストリートの井戸の謎』『読んでわかる！疫学入門』（大修館書店）など共訳書多数。

＜訳者紹介＞

安田佳代（やすだ・かよ）　東海大学 健康学部健康マネジメント学科 講師
宮沢正樹（みやざわ・まさき）　東海大学 健康学部健康マネジメント学科 准教授

人《ひと》はなぜ老《お》いるのか
――老化《ろうか》の謎《なぞ》に挑《いど》む科学《かがく》

NDC491/xiv, 339p, 20cm

初版第1刷――2023年10月1日

著者――スー・アームストロング
監訳者――簗瀬澄乃《やなせすみの》　石井直明《いしいなおあき》　杉森裕樹《すぎもりひろき》
発行者――鈴木一行
発行所――株式会社 大修館書店
〒113-8541 東京都文京区湯島2-1-1
電話03-3868-2651（販売部） 03-3868-2297（編集部）
振替00190-7-40504
［出版情報］ https://www.taishukan.co.jp

装丁者――小口翔平＋嵩あかり（tobufune）
印刷所――広研印刷
製本所――牧製本印刷

ISBN978-4-469-26966-6 Printed in Japan